みんなでめざす元気で幸せ健康100年

武正 寛隆

東京図書出版

はじめに

　私は長年多くの高齢者の患者と外来、入院、往診、訪問診療、高齢者施設、通所リハビリ・介護サービス施設などで関わり人生最後の最良の終わり方について考え続けた結果は「元気に最期を迎える」でさらに「100歳以上健康寿命を延ばす」という最終結論に達した。

　今から6〜7年前に人が長生きするために最も大切なことは栄養や運動などでなく「人に親切にすること」と聞き衝撃を受けて自分の勉強不足を痛感した記憶がよみがえってくる。確かに大学勤務で臨床や実験などの研究を30〜40年前に24時間努力してきて、以来その後は全く勉強不足であることに気が付き最新の医学書、科学書そしてとくに遺伝子について読み漁った結果、「長生きをするために」について私の経験や意見と符合するところも見つかり、数年間心に温めてきた矢先の昨年2020年12月の新型コロナウイルスの出現があり「長生きをするためには」確かにこれからも未知なる病原体と戦っていかなければならないわけであるから「強靭な体つくり」がまずは取り組まなければならない緊急の課題であるとの考えに至り40年ほど前に取り組んで日本癌学会、日本癌治療学会などの医学系の学会に発表してきた腫瘍免疫などの研究を思い出しながら「新型コロナウイルスを乗り越えて元気で幸せな健康寿命100歳以上の体つくり」という新しい課題を自分に課して健康寿命100歳以上を目指す人々の参考になればとまとめることとした。

　まずは私が外来で出会った元気な高齢者の患者さんの経験談から始めることとする。

　加齢に伴い身体能力と精神・認知能力そして気力の低下は訪れるものであるが、中には年齢関係なくとびぬけた行動力を示す高齢者がいる。外来には腰痛でトリガーポイントの局所注射を定期的に受けに訪れる腰も若干曲がり気味の90歳台の男性で若い時には東京都内の勤務の経験があり一人で片道2時間かけて電車を乗り継ぎ道中何度も心配されて声をかけられながらもテレビのコマーシャルで得た情報をもとに東京都心の渋谷の整骨院で1時間のマッサージやリハビリなどの施術を受けて、その帰りに最大の目的である有名店の昼食を食べるのを楽しみに毎月1回通院される元気な患者さんがいたり、80歳台後半の血圧など内科的疾患で通院されていた男性で、自分の大好きな女性演歌歌手のチケットを自分で購入し電車の時刻など調べて関東圏内なら追っかけをして目をキラキラさせてその自慢話をする患者さんや、関節リュウマチで全身関節痛で悩んでいた90歳台の女性でコントロールがうまくいき痛みも取れてそれどころか1時間もかけて一人で電車に乗り浅草などでのお茶会に参加される積極的な患者さんなど、特に印象深く残っている。しかしこれらの例は極めて稀で、大多数の高齢者は寝たきり準備状態にあると言っても過言ではない。

　「自分は若い」と意識的に思い込みそのように行動することにより脳を欺き若い時のように脳は内分泌系を活発化（ホルモン分泌亢進）させ、それに伴い神経系と免疫系が活発になり脳を騙した年齢に若返ることが出来るのではないかと思うが、よく言われる「老け込むな」と同じことである。しかし残念ながら一番障害になっているのが誕生会である。

高齢になればなるほど周りの人や施設の都合で盛大に誕生会が催され、年齢を連呼され
もう十分歳を取り過ぎたことを頭に叩きこまれ、自ずと行動に抑制がかかるきっかけに
なっているということである。誕生日とは「これまでそしてこの1年間よくぞ生きて来ら
れた、次の1年間また頑張って生きて行くと言ったねぎらいと決意の日」という意味合い
とするべきであるが、残念ながら多くの高齢者は日常的に何かにつけて「もう歳だから」
「もう先がないから」と自分にブレーキをかけて何もしないことを正当化しようとする傾向
がみられるが、自分はいつまでも若いと思い込むことと死ぬまで心身ともに現役を続けて
行くという決意を持つことも「新型コロナウイルスに負けない体と健康寿命100歳以上」を
達成するためには必要なことである。

　日本では100歳以上の高齢者は2020年発表では8万人を超えてそのうち90％はあら
ゆる状況下であらゆる環境において極めて優れた適応能力を備えた女性たちである。

　これから元気で幸せな100歳以上を目指すならば、日本人の場合は現在の平均寿命と健
康寿命との差からあと20年から30年近く健康寿命を延ばさなければならないので、100歳
以上になっても元気に自立した生活が出来る体つくりは年齢関係なく今すぐに取り組む必
要がある。

　100歳になっても自分の足で好きな所に行き、いつでも好きなものが食べられれば素晴
らしいことであり誰しもみんなが抱く夢であり希望である。

　健康寿命100歳以上を達成するために、まずは突然出現し1年以上経過し変異種に姿を
変えてますます猛威を振るう未だ治療法の無い厄介な難敵“新型コロナウイルス”を乗り
越えて行かなければならない。

　道のりの険しい「健康寿命100歳以上の体つくり」と「未知なるウイルスに打ち勝つ」と
いう一見異なる目的に見えるこれらが「強靭な体つくり」という点では同じ目標となる。

　新型コロナウイルス対策としては想像力を働かせウイルスに近寄らず出来るなら遠ざか
り、マスクを着け、うがい手洗い消毒をして、決して感染しないという強い決意を持って
万全を期すしかない。咳、くしゃみ、歌を歌ったり会話をしなければウイルスは飛散しな
いわけであるが、万が一吸い込んでもウイルスが気道粘膜上皮に吸着しないように粘膜上
皮のバリアを保ち、たとえ吸着してもウイルスが肺の奥の肺胞に到達する前に自然免疫か
ら獲得免疫がしっかり確立できるように体を整え、自然免疫でしばらくは戦い時間を稼が
なければならない。ウイルスがいきなり肺胞までいかないようにすることで肺胞到達前に
獲得免疫が確立されれば症状も重症化せず軽く済み後遺症も残さない。

　そこで、もし感染が分かった場合、その時点で一番注意することは決して咽頭・喉頭に
とどまるウイルスを誤嚥させないことである。就寝中に唾液と一緒に気管を通り肺胞にウ
イルスが流れ込むことが突然の重症化の原因の一つである。従って感染者は予防の為に全
員が就寝中は上半身を少し高く挙上し誤嚥を予防する姿勢で寝るべきである。

　新型コロナウイルス感染でウイルスの細胞への吸着、侵入、増殖はどのようになされ、感
染を受けた細胞はどのような反応をし、感染初期の最前線の局所・自然免疫の戦いとはど

のように行われ、ウイルス感染の主役である獲得免疫のキラー T 細胞はどのように登場し
どのようにして戦い、中和抗体と言われるウイルス抗体はどのようにつくられているのか、
ウイルスとの戦いの戦闘力を強化するために、そして免疫力を上げるとは細胞レベルでは
どのようなことか、高齢者の免疫力低下とはなど、知らないこと見えないことわからない
ことばかりの為にワクチンが効かないとか、変異種が猛威を振るうとか言われれば不安と
恐怖は増すばかりである。少しでも知識が増えて理解が進めば気持ちも落ち着き、どのよ
うなニュースが流れてもあわてることは無く、ほかの人たちにも教えて自分が落ち着き、他
人を落ち着かせ子供たちにも教えて、みんなでまずは慌てることが無いように、元気と勇
気を取り戻し、そして初心に戻り正しく恐れて今一度気を引き締めて感染予防に努める。
　たとえ感染しても軽症で済むように、後遺症が残らないように、「強靭な（robust）体」
を作るぞという意気込みを持って、地道に一日一日生活の中で実行して行かなければなら
ない。これはまさに「元気で幸せな健康寿命100歳以上」の体つくりそのものであり、一
刻も早く世界の一人一人が取り組んでいけることを願うばかりである。
　世界的にみて2019年12月から1年以上経過した2021年4月22日（私の誕生日）の世界の
感染者数は1億4386万人（1日89万人増加）となり死者数305万8657人（1日1万4165人増
加）に達している。
　2020年12月末からワクチン接種が世界各国で始められてきたが、ワクチン接種前の各国
の感染者数と死者数は、その国の人々の衛生、健康そして病気予防などへの取り組みの総
合力の象徴である。日本はワクチン政策に世界で大きく出遅れ、イギリス、アメリカで接
種率40％を超えている中で日本は1％とG7で最下位である。しかし日本では2008年から国
の制度として健康と病気予防のための「特定健康診査」が実施され国民の健康力が上げら
れたてきた結果として、世界の各国のなかで少ない新型コロナウイルス感染者と死者数に
なっていると思われる。
　例えば感染者数と死者数が世界で最も多いアメリカについてみてみると、未だほとんど
ワクチンの影響のない2021年1月8日時点で、3億3000万の人口のアメリカは新型コロナ
ウイルス感染者数2157万9500人、死者数36万5300人となり、これに対して1億2000万の
人口（アメリカ人口の2.75分の1）の日本の感染者数26万9600人、死者数3675人で日本の
感染者数と死者数は30～36分の1の少なさとなっている。世界の各国と比べても日本の感
染者数、死者数が極端に少ないことを考えて、さらに将来の健康維持のために日本がこれ
まで取り組んできた「健康と病気予防（特定健康診査）」の制度を世界に広める価値がある
と考えられる。さらに2015年9月の国連サミットで採択されたSDGs（Sustainable
Development Goals：持続可能な開発目標で2030年までに達成を目指す）17の大きな目標の
その中で特に、
　　「貧困をなくす」
　　「飢餓をゼロに」
　　「すべての人に健康と福祉を」

「質の高い教育をみんなに」
「安全な水とトイレを世界中に」
「気候変動に具体的対策を」
など全世界で早急に取り組み達成させ、人類にとって脅威である新型コロナウイルスを世界から撲滅させることが喫緊の課題である。

　世界中のすべての人たちみんなで目指す「ウイルスに負けない元気で幸せな健康寿命100歳以上の体つくり」を人類の最終目標　「SDGs　18番目の　2030年を過ぎても　目指し続ける目標」として提案する。

　そして「世界の人達みんなが1日も早くこの新型コロナウイルスを乗り越えて、平穏で、健康的でそして幸せな生活にもどれますように」と心から願いを込めて……

　　　　　　　　　　　　　　　　　　　　日本最古の学校の地足利にて
　　　　　　　　　　　　　　　　　　　　医学博士　武正　寛隆

目　　次

第一章　健康寿命100歳を目指す

　これまでに多くの高齢者の死に際に立ち会い死亡診断書を書きながら思いを馳せた時に、本当に幸せに人生を終えたと思えた人はほんの一握り、あの時きちんと治療しておけばよかったのにとか、しっかり対応していたらもっと違った人生ではなかったのか、などと後悔することしきりである。

　死ぬまでは元気でいたい、自分の力で自立して生活したい、誰の世話にもならずに好きに自分らしく生きて行きたい、そして寿命が来て1カ月くらいの療養期間のうちに周りに迷惑をかけずに、家族や親族を煩わすこともなく死ねればいいと、ほとんどの高齢者は考えている。

　元気で死んで行くとは長く病床に伏せて医療や介護を受けることなく自立した生活を行い1～3カ月くらいのうちに何らかの疾患で死んで行くということである。死ぬまで元気、元気に死んで行くことを実現するために時間をさかのぼって考えてみると、若いうちから日常的に肥満や運動不足にならないように気を付けて健康診断の検査値を基準値内にとどまるような生活習慣で生活して行くことがいかに重要であるかということに気が付く。

　若いうちから取り組んで健康を維持した結果が「元気で幸せな健康寿命100歳の体つくり」という目標の達成につながるのである。しかし長生きのためには体つくりだけ気を付ければいいというわけではなく、長生きに最も重要な要素は「人の為になる」、「社会に貢献する」、「人に親切にする」という共助の精神も必要といわれている。

　健康な体を持ち、他人に親切にして生きて行けば長寿が望めるということになるが、なぜ他人に親切にすると長寿がもたらされるのか、確かに他人に親切にして喜ばれれば嬉しい気持ちになることは事実であるが、それがどのような機序で長生きにつながるのか？
炎症を抑える遺伝子が他人に親切にすることで刺激を受けて炎症を抑えるように働き、その結果が長寿につながるという説があるにはあるが定かではない。しかし今はそんな悠長なことは言っていられない緊急事態、2019年12月中国武漢より発出の、今までに経験したことの無い治療法も分からない未知のウイルスによる感染症が瞬く間に全世界に広まり、北半球の冬場に向けて爆発的に感染者、重症者そして死亡者が増え続け、日本国内でも猛威を振るっている。イギリスやアメリカなど世界の先進国ではようやく新型コロナウイルスワクチンの接種が2020年12月に入って始められ鎮静化に期待が寄せられているが、イギリス政府は2020年12月23日南アフリカからイギリスに持ち込まれた感染力の強い新型コロナウイルスの変異種が確認されたとして警戒を強めている。2021年4月末のワクチン接種がいきわたってきた国では明らかに感染者数は減少が見られるとする明るい話題と、各国でウイルスの感染力の強い変異株の出現の不安な話題が入り混じって連日報道されている。

　新型コロナウイルスに感染した人たちの中で感染が治癒しても、或いは無症状（PCR検

査陽性）で陰性化しても後遺症に苦しんでいる人が多数みられている。特に疲労感、呼吸困難、関節痛、胸痛、脱毛、歯が抜けたり、感染早期から心筋障害や血栓症が多いことなどが注目され、肺のCT像には両側の肺野には恐怖のウイルスが暴れまわった痕跡が生々しく残されている。この新型コロナウイルス感染症の後遺症は、健康寿命100歳以上の体つくりには大きな障害であるが「新型コロナウイルスを乗り越えて元気で幸せな健康寿命100歳以上の体つくり」として立ち向かっていかなければならない。

日本と世界の新型コロナウイルス感染

　日本の風邪症候群の原因は80〜90％がウイルスによる感染で残りは細菌、クラミジア、マイコプラズマなどである。そのうち40％は春と秋に多いライノウイルス、10％が冬に多いコロナウイルスによる感染である。
　人に感染するコロナウイルスには感冒の原因として4種類のヒト呼吸器コロナウイルスが発見されていて、2002年重症急性呼吸器症候群（SARS）コロナウイルス、2012年中東呼吸器症候群（MERS）コロナウイルスの流行があり、その後この度の7つ目の新型コロナウイルスの出現であり、SARS-CoV-2と命名されている。
　SARS-CoV-2による感染症をCOVID-19といい、2019年12月に中国武漢から発症し、2020年3月にWHOは「パンデミック世界的大流行」と認定した。

これまでに発見されたコロナウイルスの発生年度と宿主の一覧

1.　HCoV-229E風邪コロナウイルス（1966年：自然宿主コウモリ→中間宿主アルパカ）
2.　HCoV-OC43風邪コロナウイルス（1967年：自然宿主ネズミなど→中間宿主ウシ）
3.　SARS重症急性呼吸器症候群ウイルス（2003年：自然宿主コウモリ→中間宿主ハクビシン）
4.　HCoV-NL63風邪コロナウイルス（2004年：自然宿主コウモリ→中間宿主不明？）
5.　HCoV-HKU1風邪コロナウイルス（2005年：自然宿主ネズミなど→中間宿主不明？）
6.　MERS中東呼吸器症候群ウイルス（2012年：自然宿主コウモリ→中間宿主ヒトコブラクダ）
7.　SARS-CoV-2新型コロナウイルス（2019年：自然宿主コウモリ？→中間宿主センザンコウ？）

（『朝日新聞』2020年12月7日）

　世界の新型コロナウイルスの感染は発生から1年以上が経過してもますます猛威を振るい、各国で感染力を増した変異株が出現し未だ収束の兆しは見えない。
　日本国内でも各地で変異株が出現し、2021年4月26日に死者数1万人を突破した。
　歴史的にみて世界では、人類に大きな脅威をもたらした感染症が多数みられているが、ペ

ストとスペイン風邪は人類の危機と思えるほどの多くの死者を出している。

　ペストとはネズミに常在しているが、それを吸血したノミの胃の中で増殖し保菌しているノミがヒトを刺咬して感染させたり、患者の喀痰からも感染する。もし治療しなければ1週間で100％が死に至る致死率100％の感染症で、全身に出血斑を伴う黒死病と言われ恐怖の感染症であったが、発病から24時間以内に治療すれば予後は良好で抗生物質が使われる。14世紀に中国大陸から発して中国やヨーロッパの人口は激減し社会、産業の仕組みが変化するほどの影響を及ぼした。1377年にヴェネツィアに入港する船を40日間島にとどめて隔離してペストの発症の有無を確認したことに基づき、イタリア語の40日を表すquarantineが「検疫」という言葉の発祥となっている。

　スペイン風邪は人類が遭遇した最大のインフルエンザウイルスの大流行である。1918年の世界の感染者数5億人以上、死亡者数1億人に及んでいる。日本でも50万人近くが死亡している。

　このような危機的感染症を経験してきた人類は、今まさに新型コロナウイルスの攻撃を受け、全世界の人々が感染しないようにと必死で立ち向かっている。

　世界中の医療現場の医療関係者も新型コロナウイルスに対して既存の薬剤を使い分け工夫しながら武器も持たずに命を懸けて前線で戦い、世界中の研究者も新薬やワクチンの開発など日夜新型コロナウイルスと戦っている。

　治療薬の無い状況の中で欧米と日本の感染者数、重症者数と死亡者数の大きな違いが（日本も2021年1月現在爆発的に急増しているが）注目され、HLA遺伝子の人種別発現頻度の違いやBCG予防接種の有無などに注目が寄せられている。

１．HLA遺伝子

　HLA遺伝子の人種別発現の違いでHLA抗原の発現の頻度や分布に人種差があり、この差が感染者数の違いとなっているのではないか。

　HLA：human leukocyte antigenは赤血球型のABO型に対して白血球型を表し、ヒトの主要組織適合抗原としてHLAと記載されている。

　HLA抗原は全身の細胞の表面に存在し、特にリンパ球表面に最も豊富である。この細胞表面抗原を作り出す遺伝子は第6染色体短腕に存在する遺伝子地図のHLA-A、HLA-B、HLA-C座の複合体にありそこから作り出される抗原をMHCクラスⅠ分子という。

　遺伝子地図のHLA-DP、HLA-DQ、HLA-DR座の複合体から作り出される抗原をMHCクラスⅡ分子と呼んでいる。

　MHCとはMajor Histocompatibility Complex：主要組織適合性遺伝子複合体（ヒトでHLAという）のことで、「強力に自己を主張して非自己を排除し自己個体の恒常性を保つために長い進化の過程で確立してきた自己防衛機構」である。

　ヒトは長い年月の間に病原体から自然淘汰され集団として抵抗性を獲得するようになってきたが、これはHLAの持つ多様性（HLAによる免疫応答能）が種の保存に有利に働いた

ことによるもので、例えばエイズ AIDS の予後も HLA 遺伝子のタイプにより進行の遅いタイプではウイルス抗原ペプチドを CD8T 細胞（キラー T 細胞）へ抗原提示する能力が優れ、感染細胞処理能も亢進している。さらに HLA 抗原の出現頻度や分布に日本人、白人、黒人などと人種差があり、これらが新型コロナウイルス感染者・死亡者数の違いになっているのではないかという考えであるが真偽は不明である。

２．BCG 予防接種

　日本人は全員子供のころから BCG 接種を受けていて、これが有効に作用した結果であるとする考えで、BCG（Bacillus Calmette-Gue'rin）は結核に対する予防ワクチンで、「京都大学こころの未来研究センター」北山忍特任教授らによると、2000 年まで BCG 接種を義務付けされた国々の感染者数と死者数は BCG 接種を義務付けしてこなかった国々と比較して有意に低いとしている。

　これは自然免疫獲得と炎症性サイトカイン産生の増加が功を奏しているとしている。

　BCG 由来物質には抗原提示細胞の表面に存在している Toll 様レセプターなどのパターン認識レセプターに作用して抗原提示細胞（マクロファージ、樹状細胞）にサイトカイン IL-12（自然免疫の NK 細胞の活性化、獲得免疫の活性化 T 細胞の増殖、キラー T 細胞の発現の補助、インターフェロンγ産生誘導など）の産生を増加させ CD80（抗原提示細胞上に表出していて T 細胞を活性化させるための共刺激分子）の表出を強化させている。

　Th1 細胞（CD4 分子を表出している T 細胞のうちインターフェロンγを産生するヘルパー T〈Th1〉細胞のこと）の反応を強く誘導する作用もあり、これらのことが、BCG 接種が有利に働く根拠になっている。

3．IFITM3（Interferon inducible transmembrane インターフェロン誘導膜貫通タンパク質）の非機能型

　インフルエンザの場合、症状が重くなるかどうかについては"インターフェロン応答遺伝子の多様性"による個人差が関係しているのではないかといわれている。インターフェロン応答の IFITM3 の非機能型は欧州人では 400 人に 1 人と低い頻度で、ほとんどの人は機能型である。

　IFITM3 タンパク質がインフルエンザウイルスの細胞内侵入時ウイルスと細胞膜融合を阻害することにより感染を阻止しているが、この IFITM3 の非機能型のタイプの人はウイルスに対する免疫防御能の低下が見られ、2012 年のインフルエンザ感染の時に集中治療室での治療受ける人の割合が機能型の人より 17 倍も高かったという報告がある [1]。この非機能型の人は日本人と中国人に多くみられているが、大半の人は問題なくインフルエンザ感染に対応している。これは IFITM3 の非機能型の人がむしろ日本や中国地域では有利に働いている状況が発生していたことを示唆している。

　私見ではあるが、例えば感染初期にインターフェロンでウイルスを完全に除去してしま

えば十分な抗原が得られず、適度のインターフェロンにより残されたウイルスが抗原として利用されて獲得免疫が確立し、非機能型でもインフルエンザウイルスに対して十分に戦えることが推察できる［2］。

　ウイルス感染によりインターフェロンの遺伝子が発現されて遺伝子の転写が始まり、インターフェロンが産生され細胞膜に表出するインターフェロンレセプターに結合すると、様々なウイルス抑制分子（restriction factor）が産生されウイルス感染を抑制している。

　インターフェロン産生の遺伝子のスイッチが入るのは古代にヒトの遺伝子の中に潜り込んだウイルス由来のMER41というヒト内在性レトロウイルス（HERV：human endogenous retrovirus 900万〜500万年前に霊長類に感染、子宮着床前の初期胚の発生分化、胎盤形成に関与）の遺伝子配列で、それが多くの部位に散らばりDNAのメチル化（エピジェネティック制御）により遺伝子発現の静止状態が強いられているところを、この抑制がはずれると活性化しスイッチが入りインターフェロンが産生されることになる。

　HERVのRNAからつくられたDNAはウイルスに対する免疫反応を促進することなども分かっている。このことは古代に侵入したウイルスのおかげで現在の人類の細胞によるウイルス撃退を可能にしていると言える［3］。

4．冬の風邪の呼吸器コロナウイルス

　日本の冬の風邪の原因の90％はウイルスでライノウイルスが40％、そして10％以上をコロナウイルスが占めている（図1、表1、表2）。

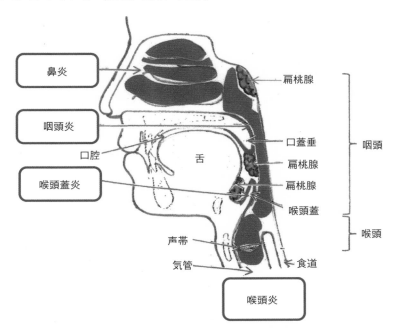

図1　上気道の炎症（上気道炎：風邪症候群）

上気道の解剖と炎症の起きる部位

表1	上気道炎の部位別症状と原因菌	
炎症部位	症状	考えられる病因
鼻炎	鼻汁 鼻閉 くしゃみ	・ライノウイルス ・コロナウイルス ・RSウイルス　など
咽頭炎	乾燥感 咽頭痛 嗄声	・アデノウイルス ・パラインフルエンザウイルス
喉頭炎	嗄声 咳 呼吸困難	・マイコプラズマ ・連鎖球菌 ・インフルエンザ菌 　　　　など
喉頭蓋炎	呼吸困難	

表2	病原体の種類（微生物、ウイルス）と頻度	
病原微生物・ウイルス	頻度
ライノウイルス	40％
コロナウイルス	10％
インフルエンザウイルス	
RSウイルス	15％
アデノウイルス	
パラインフルエンザウイルス	25％
他ウイルス	
未同定ウイルス	
β溶血性連鎖球菌	10％
マイコプラズマ	

　コロナウイルス遺伝子に対して新型コロナウイルスの遺伝子は50％の確率で相同性があるといわれている（PCR検査陽性にもかかわらず何も症状が出なかったり、再感染といわれる症例は風邪のコロナウイルスであった可能性が考えられる）。過去にコロナウイルスに風邪感染した時の免疫の記憶が新型コロナウイルス感染の時によみがえって即効で免疫が働き（交叉免疫）、感染・死亡者数の減少につながっているのではないかという説である。その根拠として、一般的にウイルスに感染すると血中にIgM抗体が上昇し、遅れてIgG抗体が上昇するが、新型コロナウイルス感染では発症からIgM抗体出現平均12.5日、IgG抗体出現平均11.6日の報告［4］があり、過去に形成された類似抗体を既に所有しているということが根拠となっている。ちなみにSARSウイルス遺伝子に対しては80％の相同性があり新型コロナウイルスがSARS-CoV-2と言われる所以である。

5．花粉症と日本人
　気管支喘息患者の鼻粘膜上皮細胞には新型コロナウイルスが吸着（結合）する受容体ACE2の発現が健常者より少なくなっている。これはアレルギー性の疾患では優位のTh2細胞（*）が産生するサイトカインIL-13により気道粘膜上皮細胞のACE2の発現が抑制され、ウイルス感染が少なくなっていることによる［5］。
　日本人に特異的に多いスギ花粉などの花粉症（そのほか春はスギ、ヒノキ、ハンノキ、シラカバ、夏はカモガヤ、オオアワガエリ、スズメノテッポウ、秋はブタクサ、ヨモギなどの花粉やダニ、ハウスダスト、ネコ・イヌの皮屑による通年性のアレルゲン）によるアレルギー性鼻炎は人口の30〜40％の罹患率で、日本人口の単純計算では3000万〜4000万人が患っている計算になる。
　気管支喘息患者と同じように、Th2細胞優位のこのアレルギー性鼻炎の人の鼻粘膜上皮細胞のACE2の発現低下がウイルス感染の抑制につながっていると考えられる。さらに大量に流れる涙と鼻水、そしてマスク着用率の高さ（ゴーグル使用者もいる）などの物理的

なウイルス吸入と吸着結合の阻止が日本人の新型コロナウイルス感染者数の少なさの反映と推測される。

　気管支喘息患者は、感染はしにくいがⅠ型インターフェロン産生が抑制されているためにウイルスがひとたび気道粘膜に侵入すると感染が促進され重症化する可能性があるので注意しなければならない。

　花粉による鼻アレルギーと新型コロナウイルス感染初期の鼻炎症状は同じと思われるので、安易にアレルギーと独自に判断せずに新型コロナウイルス感染も疑って行動すべきである。

（＊）アレルギーの抗原を吸入すると樹状細胞が取り込み、ナイーブヘルパーＴ細胞に抗原
　　　提示し抗原特異的Th2細胞に分化し、サイトカイン（IL-5：好酸球を活性化、IL-4：
　　　Ｂ細胞よりIgE産生させる、IL-13：気道のリモデリング形成に関与）を産生させる。

（＊）ILC2はウイルス感染で活性化されIL-5、IL-13を大量に産生し炎症、アレルギーを悪
　　　化させる。

６．肥満と新型コロナウイルス感染

　本来日本人の病気や健康に対する意識は高くマスク着用、手洗い、うがいの励行は普段から行っていることで、これが感染者数に現れていることは想像できるが、これだけでは欧米人の感染者数の多さについては説明がつかない。しかし身体的に欧米人に肥満の人が多いことが目につくが、本来健常な人の脂肪細胞から分泌される生理活性タンパク質（善玉アディポカイン）は肥満症の人の脂肪細胞からの分泌は低下し、細胞の生命活動の源のエネルギー産生のミトコンドリアが抑制され、ミトコンドリアの持つウイルスの細胞内侵入を検知する能力も低下しウイルスの易感染状態になる。これが、肥満症が原因の爆発的感染者と死亡者数になっていると考えられる。

7．日本国民が取り組んできた「特定健康診査」による肥満と生活習慣病の予防効果

　日本では平成20（2008）年4月から40〜74歳を対象にした生活習慣病を予防するための「特定健康診査」による日本国全体としての取り組み「肥満（メタボリック症候群）と生活習慣病予防に基づく保健指導」が、これまでの結果として多くの人々が健康を保ち免疫能を高く維持することにつながり、さらには現在の日本の新型コロナウイルス感染者と死亡者数の抑制になっているのではないかと考える。

　「特定健康診査」とはメタボリックシンドローム（内臓脂肪症候群）のリスクがあるか重点的に行う健康診査で、検査結果に基づき保健指導を受けて生活習慣を見直すきっかけを与え高血圧症、脂質異常症、糖尿病、動脈硬化を予防して、元気で楽しく過ごすことを妨げる心筋梗塞、脳梗塞、脳出血などの深刻な病気にかからないように予防するための健康診査である。

　日本国民の成人に広くいきわたり、日常的に健康や病気にしっかり向き合うきっかけと

なり改善努力してきた結果が、肥満症も少なく生活習慣病の発生が抑えられ、新型コロナウイルス感染が世界に比べて少なくなっている要因と考えられる。

「免疫能を高める、免疫力をアップする」とよく言われるが、病気と戦える免疫力は若い健康な体に備わっているから、健常な人達の検査値の平均値（基準値）を目標に免疫関連細胞の足を引っ張らない生活が、病気に打ち勝つ免疫力を保つことが出来る、それはまさに「特定健康診査」を利用した健康管理そのものと言える。不適切な食生活と運動不足による不健康な生活習慣がやがて糖尿病、高血圧症、脂質異常症、肥満症の生活習慣病を発生させ、生活習慣を改善しなければ虚血性疾患や脳卒中等の重大な病気を引き起こすことを周知させ、若い年代から学校教育などで生活習慣病の予防に取り組み、全世界の人々が生活習慣病にかからない生活を行うことが重要であり、「特定健康診査・特定保健指導」の実施は40〜74歳が対象であるが、それ以外の年齢の人たちの生活習慣にも気を配る必要がある。この制度は是非ともアメリカを始め全世界の人達に推奨したい制度と思われる。

健常者の平均値（基準値）を目標にした生活とは、体の中で一瞬たりとも休むことなく活動し続けている細胞や分子の極めて複雑な働きに対して直接介入することは不可能であるから、ヒトとして日常的にバランスよく質のいい食べ物を食べ、きれいな水を飲み、澄んだ空気を吸い、十分に体を動かし、十分に睡眠をとるといった生活が「細胞や分子がスムーズに生き生きと活動できる足を引っ張らない」生活である。

肥満の問題点

「肥満（obesity）とはBMI（Body Mass Index：体格指数体重kg÷身長m×身長m）18.5〜25未満が普通体重で25以上である」と日本肥満学会は定めている。

WHOの肥満度判定基準では25以上は過体重で30以上が肥満と定められている。

生活の文明化に伴う身体活動の低下と過剰な栄養摂取が肥満という現代病を生んでしまったのである。

① 白色脂肪細胞からのアディポカイン分泌

脂肪が内臓に蓄積すると白色脂肪細胞（一般成人で250億〜300億個あり、細胞の中は脂肪滴で占められている）に多くの脂肪が貯蔵蓄積され、本来白色脂肪細胞が分泌する生理的活性タンパク質（アディポカイン）の分泌異常が起きて善玉アディポカインのアディポネクチンの分泌が低下することにより糖尿病と高血圧を引き起こし、さらに善玉アディポカインのレプチンは視床下部の満腹中枢に働きかけ食欲を抑制するが、分泌低下で食欲に抑制がかからず肥満を悪化させ肥満により分泌が増加する悪玉アディポカインのレジスチンは、インスリンの抵抗性（膵臓β細胞インスリン分泌障害）を上げて糖尿病のリスクを高め、新型コロナウイルス感染症を重症化させる基礎疾患の高血圧と糖尿病を発症悪化させる。

② 脂肪細胞肥大とTNF-α

　マクロファージから分泌されるTNF-αは肥満による肥大脂肪細胞からも多量に産生
され、炎症反応を誘発する「メタボリック症候群は脂肪の蓄積により脂肪細胞がもたら
す炎症状態」を引き起こし、この状態（肥満症）で何らかの感染を受けるとマクロファー
ジと上皮細胞はさらに活性化し炎症性サイトカインTNF-α、IL-1β、IL-6が大量に分泌
され、サイトカインストームを引き起こし致命的な敗血症となる。新型コロナウイルス
による感染症で肥満症の人は急速なサイトカインストームにより重症化する。
③　血栓形成
　肥大脂肪細胞から血栓形成促進因子であるPAI-1（plasminogen activator inhibitor type 1）
の産生が亢進し血栓形成を起こしやすく新型コロナ感染症で血栓形成が大きな問題と
なっているが、すでに肥満症の人は血栓形成準備状態にあると言える。
　PAI-1は血管内皮細胞、肝、血小板、脂肪組織に存在して血管内皮傷害と血小板の崩壊
により血中に多量に放出されると血栓を溶解する主役であるプラスミン（t-PAの力を借
りて肝臓で作られるプラスノミノーゲンから転換したもので、血栓となったフィブリン
と特異的に結合して効率よく血栓を溶解する）がPAI-1により障害されて血栓形成が促
進される。
　t-PAは血中半減期5分以内と短く、朝に高値で、夕は少ない、晩春に少なく、秋に高
値、加齢により少なくなり、運動により低下が予防される傾向がある。血栓溶解剤のt-PA
製剤は脳血栓発症後4.5時間以内の使用となっている。血漿中のt-PAの活性はPAI-1との
濃度バランスで決まり、t-PA局所濃度上昇で酵素活性化され、線溶は促進され中枢神経
でも学習、記憶、情動の発達に関与している。
　このように肥満によりPAI-1が既に増加しているところに感染症が発生すると、活性
化された単球、マクロファージによるサイトカインストームで白血球の活性化と血管内
皮傷害により著明なPAI-1増加がもたらされ、肥満症の新型コロナウイルス感染の病状
は極めて重大となる。
④　高血圧
　本来は肝臓から産生されているアンジオテンシノーゲンが肥満の脂肪細胞から多量に
分泌されて高血圧の原因となり、ナトリウム利尿ペプチドは強力な利尿、血管拡張作用
を示すペプチドホルモン（ANP〈atrial natriuretic peptide〉とBNP〈brain natriuretic peptide〉
は心臓から分泌され血圧調節に関与しCNP〈C-type natriuretic peptide〉は神経ペプチドと
して作用し血管内皮細胞からも分泌）であるが肥満で働きが低下し心臓、血管系に負担
がかかることになり、新型コロナウイルス感染で早期からみられる心筋障害を引き起こ
す一因と考えられる。
⑤　肥満症の血中には多量の糖や脂肪分が存在し、細胞のミトコンドリアの働きを抑制し
各臓器の機能低下をもたらし免疫担当細胞の機能を低下させている。

(肥満の問題点のまとめ)

　過剰脂肪摂取・運動不足→余剰遊離脂肪酸（本来中性脂肪として蓄積）→内臓脂肪蓄積→肝臓、骨格筋、膵 β 細胞に多量に、過剰に供給→①耐糖能異常（糖尿病予備軍）、②骨格筋の糖の取り込み障害、肝臓でのインスリン作用抑制（糖尿予備軍）、③善玉のアディポネクチン低下、悪玉アディポカイン増加（高血圧、血栓症、炎症性サイトカインによる炎症状態の形成）、④ナトリウム利尿ペプチド機能低下（心・血管系障害）、⑤ミトコンドリア機能障害をもたらす。

　従って体重を適正に保つということはメタボリック症候群（肥満：内臓脂肪蓄積、高血圧、脂質異常、糖尿病）から濃厚な医療・介護を必要とする脳梗塞、脳出血、狭心症、心筋梗塞になることを予防し、健康寿命100歳を目指すための最低条件、つまりBMI 22〜25未満（BMI=22は最も健康障害のリスクが少ない）を保つということで、このBMI（体重）が基準値内に維持出来れば細胞のミトコンドリアの状態が安定してエネルギー産生を順調に行い、ウイルスの侵入を鋭敏に検知することが出来て自然免疫が活発に働き、ウイルス撃退の主役の獲得免疫をスムーズに発動させることになる。

　生命活動のエネルギー産生と免疫の初動から関わるミトコンドリアを活性化・増殖させるには「運動」と「食べ過ぎない、カロリー制限をする」ことでメタボリック症候群の予防や改善につながり、ウイルス検知能亢進をもたらし新型コロナウイルスとの戦いに極めて重要なポイントとなる。

参考文献

［1］Everitt A. R., et al: Interferon-induced transmembrane protein-3 genetic variant rs12252-c is associated with influenza. Nature 484: 519-523, 2012

［2］Daniel M. Davis、久保尚子訳『美しき免疫の力―人体の動的ネットワークを解き明かす』NHK出版、125-126、2018

［3］Kat Arney、長谷川知子監訳、桐谷知未訳『ビジュアルで見る遺伝子・DNAのすべて』原書房、186-193、2018

［4］高久洋太郎他「新型コロナウイルス肺炎患者における抗体検査陽性化時期の検討」日本感染症学会、2020

［5］Kenji Matsumoto et al: Does asthma affect morbidity or severity of Covid-19? Journal of Allergy Clinical Immunology, 2020

第二章　体は細胞の集合体

　ヒトの免疫システムを動かすのはつきつめれば一個の細胞であり、細胞は一個の受精卵が分裂を繰り返しさまざまな細胞に分化・増殖して免疫細胞を含んだ200種類以上の細胞が集まり組織を形成し、さらに一つの細胞は全て自らのミトコンドリアのつくるエネルギーを用いて自らの遺伝子に基づきアミノ酸をつなぎ合わせ作り上げたアミノペプチド（＊）やタンパク質として細胞に表出させて細胞外からの信号（刺激）をキャッチするレセプター（受容体）を作り、信号を受信したり、タンパク質を信号として細胞から発信させたりして細胞同士のやり取りを行いながら、個々の細胞が化学反応を積み重ね、一瞬でも互いの影響が途切れることなく影響を及ぼし合っている（図2）。

　一人のヒトの体内では1日数十億個の新しい細胞が生まれ同じ数の細胞が死に、残骸は処理、清掃されバランスを保ち生命活動が行われている。

（＊）自然界には500種類のアミノ酸があり、タンパク質を構成するアミノ酸は20種類ある。

　アミノ酸数2〜50個：アミノペプチド、アミノ酸数2個：ジペプチド、アミノ酸数3個：トリペプチド、アミノ酸数2〜20個：オリゴペプチド、アミノ酸数20個〜：ポリペプチド、アミノ酸数50個〜：タンパク質（立体構造を形成し構造変化により機能を発揮する）。

　細胞は生きた生命体の最小単位であるから細胞からなる免疫システムを理解するには細胞を知る必要がある。

　ヒトの細胞の大きさは平均10μm（赤血球8μm、好中球10μm、リンパ球6〜15μm、大腸菌1μmなど）で新型コロナウイルス0.1〜0.2μmに比べると100倍の大きさになる。

　生物の条件（定義）は、①細胞（真核細胞）からできていること、②自己を複製できる

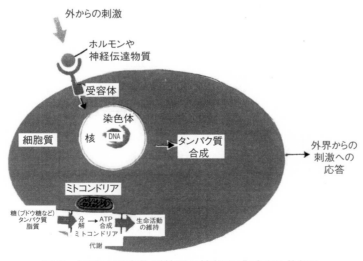

図2　細胞の受容体が外界の情報を感受する仕組み

17

こと、③外界の刺激に応答できること、④代謝（栄養を取り入れ分解、エネルギー産生）を行い、生命を維持できることである。

　生物の生命活動の最小単位の細胞の成分は、70％は水分からなりイオンやタンパク質を含み代謝反応が行われやすくなっている。18％はタンパク質（酵素、レセプター、細胞構造タンパク質など）、5％脂質（細胞膜、リン脂質、中性脂肪、ステロイドなど）、2％多糖（グルコース、グリコーゲン、セルロースなど）、1％無機塩類（Na^+、K^+、Cl^-、Ca^{2+}など）、核酸のRNA1.1％、DNA0.25％となって、これらの全てが細胞膜で包まれて生命活動を行っている。

　タンパク質はアミノ酸が数珠、鎖状に折りたたまれた立体構造（図3）になっていて、構

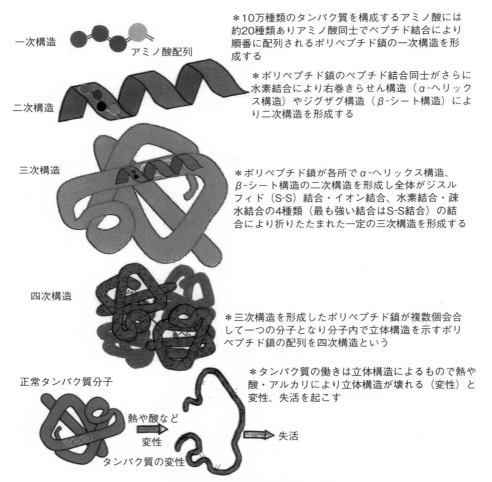

一次構造　　　アミノ酸配列

＊10万種類のタンパク質を構成するアミノ酸には約20種類ありアミノ酸同士でペプチド結合により順番に配列されるポリペプチド鎖の一次構造を形成する

二次構造

＊ポリペプチド鎖のペプチド結合同士がさらに水素結合により右巻きらせん構造（α-ヘリックス構造）やジグザグ構造（β-シート構造）により二次構造を形成する

三次構造

＊ポリペプチド鎖が各所でα-ヘリックス構造、β-シート構造の二次構造を形成し全体がジスルフィド（S-S）結合・イオン結合、水素結合・疎水結合の4種類（最も強い結合はS-S結合）の結合により折りたたまれた一定の三次構造を形成する

四次構造

＊三次構造を形成したポリペプチド鎖が複数個会合して一つの分子となり分子内で立体構造を示すポリペプチド鎖の配列を四次構造という

＊タンパク質の働きは立体構造によるもので熱や酸・アルカリにより立体構造が壊れる（変性）と変性、失活を起こす

正常タンパク質分子

熱や酸など
変性
タンパク質の変性

失活

図3　タンパク質の立体構造の成り立ち

細胞の主成分は水を除くとタンパク質で生体の構造酵素、抗体、ホルモンなど重要な働きを行っている。タンパク質を塩酸に入れて110℃長時間加熱によりアミノ酸に分解される、20種類のアミノ酸の組み合わせで作られている。
北口哲也、塚原伸治、坪井貴司、前川文彦著『みんなの生命科学』化学同人2016より改変
鈴木孝仁、本川達雄、鷲谷いづみ著『新課程チャート式シリーズ　新生物　生物基礎・生物』（数研出版）を参考に作成

造の変化（熱や酸などでタンパク質の立体構造が崩れるとタンパク質は機能を失い細胞の死につながる）が細胞内の化学反応を制御している。

細胞膜

　ヒトは五感を使い外界の変化を感じ取り反応しているように、細胞は表面の特殊なタンパク質のレセプターにより外界からの刺激（化学物質、光、機能性タンパク質などの信号刺激）を結合させてその情報を細胞内に伝えると細胞に変化が起きる。このような変化応答の積み重ねにより生物は環境の変化に対応している。

　細胞膜は細胞の内部と外部を隔てる、自己と非自己との境界となる。厚さ $0.008 \sim 0.01 \mu m$ の薄さでマッチ棒様の親水性の頭部（リン酸、コリン、グリセリンでできている）と疎水性の尾部（脂肪酸、リン脂質でできている）からなり、2本のマッチ棒が尾部同士くっついて頭部は外側にある二重構造になり、ところどころにコレステロールが入り混じり細胞膜の流動性、柔軟性を保ち細胞膜が融合したり、くぼんで小胞をつくることを可能にしている。細胞の中には物質を高濃度の状態にして閉じ込めて「区画を仕切り」、それぞれが機能を持った小器官を形成している（図4）。

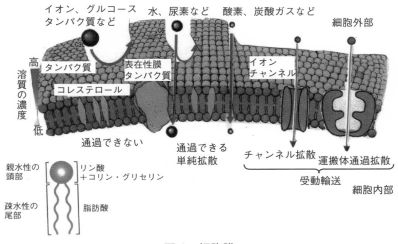

図4　細胞膜

細胞膜は細胞の内部外部を隔てる自己と非自己との境界になる厚さ $0.008 \sim 0.01 \mu m$ でマッチ棒のように親水性の頭部（リン酸、コリン、グリセリン）と疎水性の尾部（脂肪酸、リン酸）からなり2本のマッチ棒が尾部同士向き合う二重構造になって間にコレステロールが入り混じり細胞膜の流動性、柔軟性を保ち融合、陥没を可能にしている、膜を貫く膜貫通タンパク質（接着因子、イオンチャンネル、輸送体、受容体など）、表在性タンパク質などがある。
脂質二重層は分子が小さく疎水性であるほど透過しやすく親水性であるほど通過しにくい。電荷をもたないグルコースや電荷したイオンなどは通過できない。
電荷のない水、タンパク質も大きすぎて通過できない。
小さくて疎水性の酸素、二酸化炭素、グリセロールなどは通過しやすい。

細胞膜表出タンパク質

　細胞の膜には特定の物質を通過させるための装置が膜を貫いて埋め込まれ、膜貫通タンパク質として設置されている。

　細胞の形を保持するための構造タンパク質、細胞同士を接着させる接着因子、細胞内外に物質を輸送するための輸送体、信号伝達物質を受け止め細胞内部・核などに刺激を伝える受容体（レセプター）、膜に結合した表在性の機能性膜たんぱく質など様々な機能を持つたんぱく質が細胞の発達、分化の過程で強く表出したり減弱したりして（因みにT細胞のレセプターだけでも10万個程度が細胞膜に表出）、その他にも多くのレセプターが複雑に存在し、細胞内のミトコンドリアのつくるエネルギーを使い遺伝子を刺激するスイッチを適当な時期にオンにしたりオフにしたりしてタンパク質合成を行い、環境に適応しながら生命活動を行っている。

　免疫担当細胞も全く同じように機能を発揮するために細胞膜上には抗原レセプター、細胞過剰活性を抑制する阻止レセプター、B細胞表面免疫グロブリン（B細胞抗原レセプター：細胞外に放出されると抗体という）（図5）、パターン認識レセプター、細胞表面から放出されて機能を発揮するタンパク質サイトカイン（IL1〜IL38、TNFα、β、インターフェロンα、β、γなど）、細胞表面の機能性タンパク質CD（Cluster of differentiation：それぞれの機能を持つ免疫細胞の表面の様々なタンパク質の単クローン抗体を用いた蛍光抗体法で検出してCDと表示しそれぞれの機能を持つたんぱく質を分類してCD1からCD363まである）、接着分子（全身を循環する細胞で特定の組織に定着できるように血管内皮細胞に固有の接着分子を表出し細胞同士を接着させ、T細胞に抗原情報を提示するときに抗原提示細胞との接着を強固にする）などがある。

MHCクラスI、MHCクラスII分子

　MHCクラス分子とは単細胞から多細胞動物への発達段階で他の個体細胞が紛れ込まないように自分の細胞と他の個体の細胞とを区別する目印の物質として発生したものである。自己細胞のMHCクラス分子ときっちり噛み合う抗原レセプターを持つT細胞（自己を攻撃するために）は胸腺での分化の過程で消滅させられる。MHCクラス分子は大きく分けて2つに分けられてクラスIとクラスIIがある。細胞膜表出タンパク質の中には極めて重要な「自分自身、自己を表示する真の個人認証標識」にあたるMHCクラスI分子（MHC：Major Histocompatibility Complex 主要組織適合遺伝子複合体、高等生物が長い進化の過程で保持した重要な生物学的意義を持つ遺伝子群）はすべての有核細胞の表面に表出して自己と非自己とを見分けている。さらにMHCクラスI分子に抗原ペプチド（アミノ酸数8〜9個）を載せてキラーT細胞（CD8+T細胞）に抗原を提示することが出来る。

　MHCクラスII分子は抗原提示細胞の樹状細胞、マクロファージ、B細胞などに備わり、

病原菌など外来から侵入してきた病原体を取り込み抗原処理してその抗原をMHCクラスII分子に結合させてナイーブヘルパーT細胞（CD4+T細胞）に提示し伝えると、ヘルパーT細胞に分化して獲得免疫が始動する。「抗原提示の有資格免許証、身分証明書」に相当したものといえる。

　これらのタンパク質は全て細胞の核内の遺伝情報に基づいてミトコンドリアのエネルギーを使い細胞質内に多数存在しているアミノ酸を数珠状につなぎ合わせて生成される。このような細胞の一連の生命活動がスムーズに活発に間違えずに行われることが、ひいては免疫能が正常に維持されることになる。

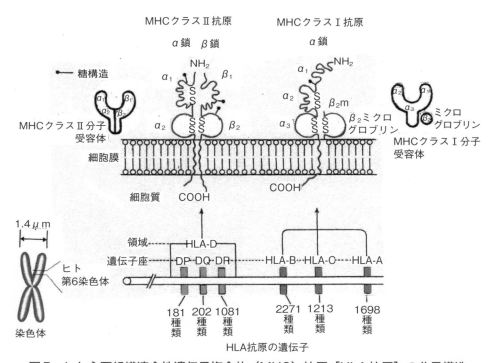

図5　ヒト主要組織適合性遺伝子複合体（MHC）抗原［HLA抗原］の分子構造

他人の組織には自分の組織に存在しない抗原があり移植を拒絶している、この抗原の合成に関わる遺伝子は染色体の一定部に集まっていてこれをMHC（major histocompatibility complex 主要組織適合性遺伝子複合体）という、ヒトのMHC（HLA抗原）は第6染色体短腕に存在するHLA遺伝子により支配されている、膨大な種類からなるHLA遺伝子の組み合わせにより決定されるHLA抗原は輸血後血清中に出現する白血球に対する抗体で検出されてきた白血球抗原系（human leukocyte antigen system A）に由来する名称である。MHC抗原はほとんどの種類の組織の有核細胞と血小板表面に存在するMHCクラスI抗原と樹状細胞、マクロファージ、B細胞、胸腺上皮細胞、精子などに表出するMHCクラスII抗原分子がありMHCクラスIIIも存在する。
MHCクラスI抗原分子：2本の糖ペプチドからできて1本は、α鎖（α1、α2、α3）他は第15染色体上の遺伝子に支配されるβ2で構成されている。
MHCクラスII抗原分子：2本の糖ペプチドからなりα鎖（α1、α2）、β鎖（β1、β2）で構成されている。

細胞のタンパク質合成

　細胞は細胞膜に包まれて細胞の中のDNA（デオキシリボ核酸）からなる染色体と1～数個の核小体が核膜孔を有する核膜に包まれて細胞核を形成し、細胞核を層状に覆う小胞体、小胞体表面にリボソームを付着させ、その外側にゴルジ体や小さな袋状のリソソームをそろえミトコンドリアを含めて細胞小器官という。細胞質から細胞小器官を除いて残った部分をサイトゾル（細胞質基質）と呼び、水、アミノ酸、タンパク質、ブドウ糖、各種イオンなどの物質が多数含まれている。

　染色体DNAの遺伝情報の実態は四つの塩基「アデニン（A）」、「グアニン（G）」、「シトシン（C）」、「チミン（T）」からなり結合する相手が「アデニン」と「チミン」（A—T）、「グアニン」と「シトシン」（G—C）と決まっている。塩基の根元には「糖」と「リン酸」があり、三つを合わせてヌクレオチドといい、これが長い鎖状の二重らせん構造を形成し「ヒストン」（ヒストンがリン酸化やアセチル化などタンパク質の化学修飾を受けやすい）というタンパク質の粒に巻きつくことにより核内にきちんと収納されている。

　DNAにタンパク質合成の情報が書き込まれていて必要なタンパク質をつくる場合、その遺伝子の部位に「RNAポリメラーゼ」というタンパク質がくっついてDNAの二重らせん構造を必要な部分だけほどき、むき出しになった塩基に合わせて細胞核内にDNAとRNAの材料になる「塩基、糖、リン酸」は無数にあり、それをつなぎ合わせて転写（コピー）していき伝令RNA（mRNA）を作って行く。

　mRNAの先頭部はキャップ構造になっていてタンパク合成指示開始の合図になり、RNAポリメラーゼは少しずつ移動して必要な情報をコピーしていき、ポリ（A）テールを最後尾としてmRNAの端が壊れないように保護の役目と翻訳の終了の印となる。

　mRNAの塩基はDNAの「チミン（T）」にかわり「ウラシル（U）」が使われる。DNAの一部をコピーして一本だけの鎖が先頭部キャップ構造、最後尾ポリ（A）テールとしてmRNAが完成すると核膜孔を通過することが可能となり（インフルエンザウイルスのRNAにはキャップ構造がない）、タンパク質合成装置リボソームに押し出される。

　リボソームは核内の核小体DNAを転写コピーしてつくられるリボソームRNA（rRNA）が核膜孔を通過して細胞質でリボソームが形成される。

　細胞核内のDNAから転写コピーしてつくられた転移RNA（tRNA）も核膜孔を出てリボソームに結合しているmRNAに一つの特定のアミノ酸を結合したtRNAが三つの塩基を露出させてmRNAの塩基配列にtRNAの三つの塩基が結合することによりリボソームの内部でアミノ酸が数珠状につながれてアミノ酸の鎖が出来てくる。鎖は自発的に折りたたまれ特定の立体構造を形づくったタンパク質（折りたたまれ正しい立体構造をとるために分子シャペロン[*]というタンパク質が一時的に付き添い正しく折りたたまれ、タンパク質が凝集して細胞を傷害することを予防する）がつくられ生命活動に使われる。

（＊）分子シャペロン：若い女性が社交界にデビューするさいに付き添う年上の女性を意味

している。

　ポリペプチド鎖が折りたたまれて正しい立体構造をとるまで付き添い、その後離れていく。細胞内の多くのタンパク質は親水性のアミノ酸が外側に露出しているが、熱変性などで疎水性アミノ酸が外側になり凝集を起こすことになり有害となる。分子シャペロンは凝集を取り除きタンパク質を再生する役目もある［1］。

　リボソームは細胞核を取り囲む層状の小胞体の表面に多数存在していて、リボソームで作られた数珠状のアミノ酸が小胞体の中で組み上げられたタンパク質は、小胞体内部を移動して小胞体の末端で小胞体の一部がくびれてタンパク質を含んだ輸送小胞となり、ゴルジ体に送り込まれる。ゴルジ体に到着した輸送小胞は膜と融合すると内部のタンパク質はゴルジ体の内部に放出される。ゴルジ体ではタンパク質合成の仕上げが行われる。タンパク質が正常に働くために糖鎖が正しい構造になっているか多糖類の酵素で正しい構造に作り替え折りたたまれた立体構造をとり、タンパク質が完成する。

　ゴルジ体の最も外側の層の「トランスゴルジ網」でタンパク質の持つ目印によりタンパク質の送り先ごとに仕分けが行われる。行き先は細胞膜やリソソーム（不要物質を分解する）である［2］。

　小胞の中に入れられ分泌小胞として運ばれ細胞膜に融合しホルモン、消化酵素、サイトカインなどとして細胞外に放出される。このようにして細胞で作られたタンパク質で信号を発信したり、受容体で信号を受け取ったりして細胞内部に伝えて活動を続けている。

　このタンパク質には病原体を認識するToll様受容体、すべての有核細胞が持つ自己を表現するMHCクラスI分子、マクロファージ、樹状細胞、B細胞の抗原提示細胞の持つMHCクラスII分子、T細胞・B細胞の持つ抗原レセプター、サイトカイン、抗体などとすべてが一つの細胞の核内のDNA遺伝情報に基づき合成されている（図6）。

参考文献

［1］鈴木孝仁、本川達雄、鷲谷いづみ著『新課程チャート式シリーズ　新生物　生物基礎・生物』数研出版第4刷、46頁、2018
［2］Newton別冊『ゼロからわかる細胞と人体』ニュートンプレス、12-21、2020

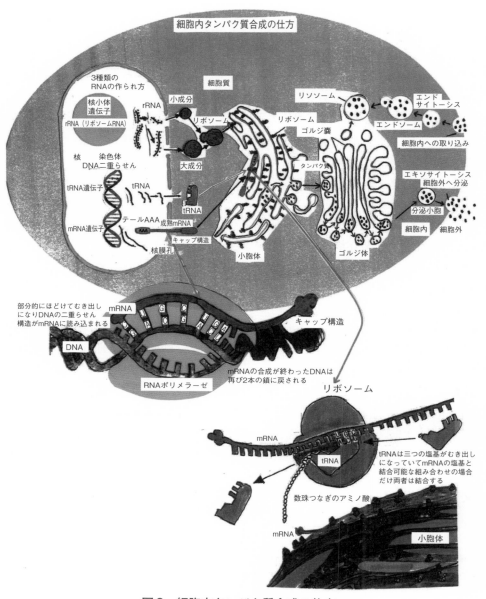

図6　細胞内タンパク質合成の仕方

第三章　　新型コロナウイルス感染

新型コロナウイルス

　新型コロナウイルス（SARS-CoV-2）は、SARS-CoVと同じβコロナウイルス属に分類されて直径0.1〜0.2μmの中型ウイルスで王冠様、太陽のフレア様の0.02μmのスパイク（Sタンパク）を表面に持ち、エンベロープ（envelope：封筒、包むもの、覆い、ウイルスの表面を覆う膜で細胞膜と同じ脂質、糖、タンパク質の二重膜構造で、頭部は親水性のリン酸、コリン、グリセリン、尾部は疎水性の脂肪酸からなり、70〜80%エタノールや有機溶媒で容易に感染性が失われる。エンベロープを持たないノロウイルスにはアルコールは効きにくく次亜塩素酸ナトリウム0.05%が有効）に覆われ、内部は核タンパク質（N）に包まれらせん状に巻いた一本鎖（＋）鎖RNA（リボヌクレアーゼ：3万個の塩基でできた遺伝情報を持つ）を持ち、この新型コロナウイルスのRNAは伝令RNA（mRNA）としての機能を発揮できるために、細胞内に侵入できれば細胞の核内に入ることなく細胞質内でウイルスの複製を行うことが出来る。

　一方インフルエンザウイルスの一本鎖（−）鎖RNAはそのままではmRNAの機能を発揮できないために、侵入した細胞の核内に入って宿主細胞のmRNAのキャップ構造を奪い取り、キャップ構造とテール構造を整えてインフルエンザウイルスのmRNAを完成させて核膜孔を通過し、細胞質に出てウイルスタンパク合成を始める。

　感染侵入される細胞（上皮細胞）は約60〜80μmの大きさでウイルス0.1〜0.2μmの300〜400倍の大きさ（例えればウイルスを1mとすれば300〜400mの大きさの細胞の中に入って撹乱、破壊行動を起こすようなイメージとなる）で、鼻腔から気管、気管支、細気管支、肺胞直前まで約30cmの距離があり、この間にウイルスを攻撃、排除するための自然免疫、獲得免疫が確立されなければならない。

　肺胞までウイルスに到達されると呼吸不全から急激に重症化して死亡の経過をたどることになり、治っても後遺症に苦しむことからウイルスとの戦いは「30cmの攻防」である。

宿主細胞表面のウイルス受容体ACE2

　新型コロナウイルスSARS-CoV-2は、宿主細胞に侵入する際にウイルス表面のスパイクタンパク質（S）が細胞表面の酵素タンパク質の受容体ACE2（アンジオテンシン変換酵素2：Angiotensin Converting Enzyme 2、インフルエンザウイルスの受容体はヒトの全身に特に気道、血管、神経、赤血球の細胞膜に存在するシアル酸）に結合する。

　ACE2はすべての細胞の表面にあるが、特に気道、肺、消化管、心臓、血管、腎臓の細胞表面に強く表出され広く分布している。ACE2は細胞膜内在性の糖タンパク質で全身の

細胞に広く分布しsomatic ACE（sACE）と精巣に分布するgerminal ACE（gACE）の２つのタイプがある。

　肝臓から産生されるアンジオテンシノーゲン（Angiotensinogen）を腎臓の糸球体で作られるタンパク質分解酵素レニンが働きかけアンジオテンシンⅠ（Angiotensin I）というホルモンをつくる。ここにアンジオテンシン変換酵素（ACE）が作用してアンジオテンシンⅡになり血管を収縮させ血圧上昇を導くことになる。さらに副腎皮質に働きアルドステロンの分泌とナトリウムの体内貯留から循環血液量を増加させて心拍出量と末梢血管抵抗性が増加し血圧上昇を招く。これを「レニン・アンジオテンシン・アルドステロン系システム」といい、血圧上昇後はレニンの分泌が徐々に抑制されてこの系の働きが低下していく。

　アンジオテンシンⅡにACE2が作用するとアンジオテンシン（1-7）に分解されてレニン・アンジオテンシン・アルドステロン系を抑制し血管を拡張させて血圧低下により心臓を保護する。さらに敗血症での肺臓損傷に対しての保護作用もある（ウイルス感染でACE2発現低下がみられ肺不全が助長される）。

　ACE2の酵素活性はSARS-CoV-2の受容体活性には関係ない。鼻腔上皮細胞のACE2遺伝子発現は10歳未満に少なく感染症COVID-19が小児に少ない理由の一つであるが、年齢と共に増加していく。又女性よりも男性に多いことから高齢者で男性の感染者が多くなっている。

新型コロナウイルスの宿主細胞表面のACE2受容体への着床（吸着）

　ウイルスのスパイクタンパク質（S）がACE2に着床する際に、スパイクタンパク質がACE2受容体と結合したあと宿主細胞表面のTMPRSS2がスパイクタンパク質を切断することがきっかけとなりSARS-CoV-2（新型コロナウイルス）のエンベロープ（外殻）と細胞膜との融合が始まる。

　TMPRSS2はセリン膜貫通プロテアーゼタンパク質分解酵素（Transmembrane Protease Serine2）男性ホルモンのアンドロゲンの受容体で男性の感染の多さと重症化の理由になっている。呼吸器上皮細胞に発現していてウイルススパイクがACE2に結合するとスパイク軸（ステム）を切断し活性化させ膜融合を促進させる［1］。膵炎治療薬のナファモスタット（フサン*）はこのTMPRSS2酵素のスパイク切断を阻害して侵入を阻止している［2］。

＊（気道や肺臓の上皮細胞表面にFurinというプロテアーゼタンパク質分解酵素が存在していて、ウイルススパイクを切断してACE2への結合がより強化され、切断されたスパイクがACE2以外のneuropilin-1（血管内皮増殖因子受容体として病的血管新生、血管透過性などに関与して嗅上皮細胞に多く発現されていることが確認されている）に結合しACE2受容体に依存しない侵入を可能にして感染力が強化されている。これが新型コロナウイルスの感染の広がりと血管内皮細胞への易感染性と軽症者の突然の重症化、確実な感染と拡大、全身血管内血栓症の原因の一つと考えられている［3］。

＊フサン：ナファモスタットメシル酸はタンパク質分解酵素トリプシンの活性化に続き膵消化酵素が活性化し膵炎をきたす急性膵炎で使用される。又酵素活性阻害と血液凝固・血小板凝集抑制作用により極めて重篤な全身の出血が止まらない播種性血管内凝固症候群（DIC：disseminated intravascular coagulation）に24時間持続点滴で臨床使用されている。

新型コロナウイルスの一本鎖RNA細胞内放出

新型コロナウイルス細胞内侵入は細胞表面にプロテアーゼ（Furin. TMPRSS2）が存在するかどうかで以下のように経路が異なる。

①プロテアーゼ（Furin,TMPRSS2）が存在している場合：ウイルスエンベロープと宿主細胞膜融合により直接ウイルスRNAゲノムが細胞内に侵入する。ウイルスにとって効率の良い侵入経路となっている。

◆慢性気管支・肺炎や歯周病口腔内などの細菌によりプロテアーゼが多く産生され不顕性誤嚥により気道内に吸引されてウイルス侵入を容易にして重症化の原因になっている。感染予防に口腔ケアが極めて重要となってくる。プロテアーゼの存在が肺の組織での増殖と傷害により致死性肺炎に重症化させている。

◆糖尿病の患者は血糖値が高く細胞表面にCD147の発現が上昇して、そこにウイルススパイクタンパク質が結合するために重症化しやすくなっている。糖尿病の患者はウイルスに感染しやすい。

②プロテアーゼが存在しない場合：ACE2受容体結合後細胞膜が細胞内部に陥入しウイルスを内部に取り込んだシャボン玉を形成しシャボン玉の内部のpHが低い酸性の環境下でcathepsinL（カテプシンL：エンドソームやリソソームに局在し酸性下で酵素活性を示す酸性プロテアーゼ）により融合が進行して膜は破壊されてウイルスRNAが侵入する［4］。

細胞内に放出されたウイルスRNAは、らせん状が解消されて細胞質内に入り、細胞核に行くことはなく細胞質にとどまりウイルスの複製が始まる。

新型コロナウイルスの合成

①RNA依存性RNAポリメラーゼの合成：（＋）鎖RNAのコロナウイルスはmRNAとして機能するのでウイルスRNA遺伝情報にコードされているRNAポリメラーゼを宿主のリボソームを利用して合成することから始まる。RNAポリメラーゼはウイルスRNA遺伝情報の配列を読み取りながら新しいRNAを合成する酵素タンパク質である。

②ウイルスRNAの複製：RNAポリメラーゼは（＋）鎖RNAから（－）鎖RNAを合成し［（－）鎖RNA］を鋳型にして→子ウイルスの［（＋）鎖RNA］を合成する。

　　　　　　　　　→RNAポリメラーゼにより種々のウイルスタンパク質
　　　　　　　　　のRNAの転写［（＋）鎖RNA］の合成が起こり宿主のリ
　　　　　　　　　ボソームを使い種々のウイルスタンパク質を合成する。
◆（＋）鎖RNAはそのままでmRNAとして機能しリボソームを使いタンパク質合成が可
　能な鎖である。
③コロナウイルスの複製のタンパク質の遺伝情報はサブゲノムmRNAそれぞれに同時
　に乗っている1本の長い遺伝情報につながり宿主細胞のリボソームはそれを一気に1
　本のままRNAの鎖として合成するが、メインプロテアーゼにより個々のタンパク質と
　して切り出され構造タンパク質の3種類のタンパク質（S）、（E）、（M）は細胞内の小
　胞体膜上に集合する。（N）タンパク質は複製されたゲノムRNAと結合してヌクレオ
　カプシドを形成し小胞体膜上に集合した構造タンパク質と小胞体膜ごとにエンベロープ
　プとして覆う、つまり一堂に会して（アセンブリ）新型コロナウイルス粒子が合成さ
　れる。このアセンブリの際に（E）と（M）は重要な役割を果たしている、ウイルスエ
　ンベロープは宿主の小胞体に由来している。
　ウイルス粒子の放出：新ウイルス粒子は小胞体で合成されてゴルジ装置に送られエキソ
サイトーシスで細胞外に放出される（図7-A）。
　複製ミスの修正機能：ウイルスRNAの複製はRNAを鋳型にしてRNA合成を行うRNA依
存性RNAポリメラーゼが司っている。この酵素は複製ミスを修正する校正機能を持たない
ために変異頻度が高くなる。一般にRNAウイルスは複製サイクル一回に付きゲノムあたり
1〜2塩基変異を生じるが、新型コロナウイルスは校正機能を持つエキソヌクレアーゼ
（ExoN）を作ることが出来て他のRNAウイルスより変異頻度は少ない。新型コロナウイル
スの最も著明な変異は［D614G］である。2019年12月の武漢のゲノム情報で（S）タンパ
ク質の614番目のアミノ酸がアスパラギン酸（D）であったのに対して2020年2月下旬の欧
州株（もともとは中国発祥）はグリシン（G）に変異していた。以来多くが欧州株となっ
ていて、これはACE2受容体への結合能（感染性が強化）が高まっている［5］。
　細胞内のコピー機であるRNAポリメラーゼは12種類のたんぱく質が働く酵素で転写を
行うRNAポリメラーゼはDNAの一定の着陸台に結合しDNAの2重らせんをほどき2本の
鎖が分かれた片方（実際の遺伝子情報である）だけを鋳型にして遺伝子に沿って3'から5'
（DNAは2本の鎖からなり方向性を持ちDNA5'から3'へ進む一方向にしか解読されない）
の方向に進み、鋳型をもとにして伝令RNA（mRNA）が作られていき、RNAポリメラーゼ
は遺伝子の終点にたどり着くとRNAつくりを止める。7-メチルグアニル酸という化学物
質がRNA前端（5'）にキャップとしてかぶさる。これにより核外に運び出す運搬分子が
RNAを認識することが出来る。更にmRNAのもう一方の端（3'）にポリアデニル酸ポリメ
ラーゼにより250回塩基Aを繰り返す長いポリ（A）テールを形成しmRNAの端が壊れな
いように保護する役目と遺伝情報の最終地点のシグナルになる。
　多様な種類のRNAを転写するための3種類のRNAポリメラーゼはRNAポリメラーゼI、

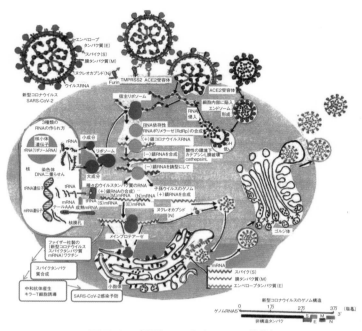

図7-A　新型コロナウイルス複製

①吸着：新型コロナウイルス表面のスパイクタンパク質（S）が宿主細胞のACE2受容体に結合（吸着）することから感染が始まる。

②侵入：スパイクタンパク質（S）が細胞表面のFurinというプロテアーゼタンパク分解酵素により切断されACE2受容体結合を強化されさらに細胞表面のTMPRSS2（Ⅱ型膜貫通型セリンプロテアーゼ）酵素のスパイクタンパク質の切断によりスパイクタンパク質が活性化しウイルスのエンベロープと細胞膜との融合が促進される。

③脱核：エンベロープと細胞膜融合が始まるとカテプシンL（エンドソームやリソソームに局在して酸性で活性を示す酸性プロテアーゼ）により融合がさらに進行して融合した膜は破壊しウイルスRNAのらせん状は解消されて細胞内に放出される。

④素材の合成：

1. RNA依存性RNAポリメラーゼ（RdRp）の合成：（＋）鎖RNAのコロナウイルスはmRNAとして機能し得るのでまず最初に、ウイルスRNA遺伝情報に記録されているRdRpの情報に従い宿主のリボソームを利用して合成することから始まる。

2. ウイルスRNAの複製：RdRpは（＋）鎖RNAから（−）鎖RNAを合成し、
（−）鎖RNAを鋳型にして→子孫ウイルスのゲノム（＋）鎖RNAを合成する。

　　　　　　　　　　→RNAポリメラーゼにより種々のウイルスタンパク質のRNAの転写（（＋）鎖RNAの合成）が起こりそれに基づき宿主のリボソームを介して種々のウイルスタンパクが合成される。

　　　　　　　　　　（＊）：（＋）鎖RNAゲノムはそのままでmRNAとして機能することが出来てリボソームを使いタンパク質合成が可能な鎖である、コロナウイルスの複製のタンパク質の情報はサブゲノムmRNAそれぞれに同時に乗っている1本の長い配列情報がつながっているので宿主細胞のリボソームはそれを一気に1本のままRNAの鎖として合成するがメインプロテアーゼにより個々のタンパク質として切り出され構造タンパク質の3種類のタンパク質（S）、（E）、（M）は細胞内の小胞体膜上に集合する、そして（N）タンパク質と複製されたゲノムRNAは結合してヌクレオカプシドを形成し小胞体膜上に集合した構造タンパク質と小胞体膜ごとにエンベロープとして覆う、つまり一堂に会して（アセンブリ）新コロナウイルス粒子が合成される、このアセンブリの際に（E）、（M）は重要な役割を果たしている、ウイルスエンベロープは宿主の小胞体に由来している。

⑤ウイルス粒子の放出：新ウイルス粒子はゴルジ装置に至りエキソサイトーシスで細胞外に放出される。

増田道明「新型コロナウイルスのウイルス学的特徴」『モダンメディア』66巻11号 2020
額賀路嘉著「コロナウイルスの構造と複製サイクル（ライフサイクル）」2020年9月 https：//www.jiu.ac.jp./featurs/detail/id=6822 より改変

II、IIIに分けられる。RNAポリメラーゼIIはmRNAや非コードRNAを転写する。RNAポリメラーゼI、IIIはリボソームを作るRNAとtRNAを作るRNAを転写する。

　一本のmRNAの情報によりタンパク質を合成するのがリボソームで、2つのサブユニットからできていて細胞質の中で自由に浮遊し、細胞内で使われるタンパク質を大量に作り小胞体の膜の襞（ひだ）に埋め込まれ、細胞外に分泌されるタンパク質もつくっている。リボソームの内部では一つのアミノ酸を結合させたtRNAが3つの塩基をそれに適合するmRNAの塩基配列に順番に結合することによりリボソームの中でアミノ酸の鎖が形成されタンパク質が作られる。

　細胞内でウイルスは数百倍に増殖して放出され、周囲の正常細胞に感染を広げていく。ウイルス侵入により宿主細胞のmRNAの合成は阻止され細胞の増殖サイクル活動は停止され、ウイルスにより占拠されて数百個のウイルスを抱える細胞は死滅し、そこからウイルスが飛び出すことになる。しかし感染された上皮細胞は特定物質を表出しMHCクラスI分子の表出を低下させNK細胞の傷害を活性化させたり、自ら産生放出したインターフェロンでウイルスに対抗したり、さらに炎症性サイトカインでマクロファージや樹状細胞を招集して戦いに挑んでいる。

インフルエンザウイルスの感染

　インフルエンザウイルスは宿主細胞由来のエンベロープに包まれている。エンベロープは脂質膜でおおわれM1タンパク質で裏打ちされ、2種類の糖タンパク質（HA：ヘマグルチニン赤血球凝集素、NA：ノイラミニダーゼ）と少量のM2イオンチャンネルの3種類が突き刺さった状態で内部には一本鎖（−）鎖RNAが8本のRNA分節に分かれてRNAポリメラーゼと結合した核タンパク質（NP）にらせん状に巻きついたリボヌクレオタンパク質複合体RNP（ribonucleotide protein）を形成し、NP末端に結合したRNAポリメラーゼはPA、PB1及びPB2の3つのサブユニットから構成されてNPにはウイルスRNAの転写に必要なものは全て所有している。インフルエンザウイルスは複製の為に自身のRNAポリメラーゼにより（1）（−）鎖インフルエンザウイルスRNAの複製、（2）インフルエンザウイルスの各タンパクを合成するためにmRNAに遺伝情報の転写を行っている。

　インフルエンザウイルスRNA複製と転写は核内で行われる［6］［7］。

①インフルエンザウイルスRNAポリメラーゼのPB2が宿主のmRNAのキャップ構造を認識し結合する。

②PAに存在するエンドヌクレアーゼ（キャップ依存性エンドヌクレアーゼ）により宿主のmRNAのキャップ構造と10塩基残した部位で切断する。

③宿主のキャップ構造と10塩基をプライマーとして以下RNAポリメラーゼ活性によりウイルスRNAを伸長させ、ポリAを付加させてmRNAが合成される。合成されたmRNAに基づきこれを鋳型にして相補的RNA（cRNA：complementary RNA）を合成し、

これを更に鋳型にしてウイルスRNAが合成されて核外で新しく作られる核タンパク
とRNAポリメラーゼの到来を待つ。

④新しく合成されたmRNAは核外に出て宿主リボソームによりウイルスタンパクが合
成されて核タンパクとRNAポリメラーゼ（PA、PB1、PB2）は核内に移動しウイルス
RNA合成とmRNA転写に利用される。その他の各ウイルスタンパクは小胞体からゴル
ジ体を経て細胞膜にHA、NA、M2などを表出し、そこに新しく合成されたウイルス
RNAが核タンパクとRNAポリメラーゼを付けてHA、NA、M2など表出する細胞膜下
に移動して出芽するが、HAとシアル酸が結合しているために結合をNAが切り離し新
ウイルスを放出する（図7-B）。放出されたウイルスのHAには膜融合活性（感染性）
は無くプロテアーゼにより切断（HAの開裂活性化）されて感染性を持つようになる。
このプロテアーゼは気管支のクララ細胞から分泌され気道に局在している。慢性肺疾
患の炎症の肺にはプロテアーゼが多くインフルエンザに感染しやすくなっている。細
菌性上気道炎では細菌の中にプロテアーゼが多く産生され肺胞のサーファクタント減
少によりインフルエンザ肺炎のリスクが高まることになる [8]。

ウイルスのHAはシアル酸と結合する（receptor binding）能力を持ち、NA（receptor
destroying）はHAとレセプターの結合を壊すように働く。呼吸器上皮細胞表面は繊毛で覆
われ電子顕微鏡で見るとまるで犬や猫のふさふさした毛皮のようにびっしりした繊毛に覆
われ、ウイルスはまずその繊毛の先端に吸着し根元に深く潜り込み、細胞膜のエンドサイ
トーシスを起こさせるために細胞膜上を移動しなければならないが、ウイルスには移動能
力はないためにHAはシアル酸のレセプターに結合すると結合していないフリーのHAは
常に新たなレセプターに結合するように働き、NAはその結合を壊していき、常にこの入
れ替わろうとする力が細胞表面を動き回る力となって細胞表面のエンドサイトーシスによ
る細胞侵入の効率を高めている [9]。インフルエンザウイルスのヘマグルチニン（HA）が
宿主細胞のシアル酸を受容体として結合して、細胞膜は内側にくびれてウイルスを包み込
んだ状態の小胞を形成し、細胞内に引きこむエンドサイトーシスで細胞内に取り込まれる。
ウイルス膜エンベロープと小胞膜との融合はウイルスのM2タンパク質がイオンチャンネ
ルとして働き、エンドソーム内でpH5.5に下がるとエンベロープ膜が溶け出してウイルス
のRNAが細胞質に放出される。インフルエンザウイルスRNAは（ー）鎖RNAであるため
に一度転写されて、（＋）鎖RNAになりmRNAの機能を発揮することになる。

インフルエンザウイルス1個の感染細胞から8時間で100個のウイルスが産生され、24時
間では100万個近く産生される。

感染1〜2日目の潜伏期では10万〜100万個のウイルスが増殖し、悪寒・戦慄の症状を発
症する。

炎症性サイトカインIL-6、TNF-αの産生により初期全身症状（発熱、筋肉痛、頭痛、倦
怠感、呼吸器症状など）を発症。

感染〜4日目で炎症性サイトカインはピークになり下気道症状出現、炎症細胞浸潤、気

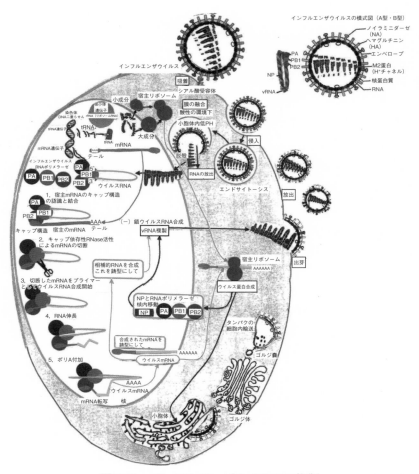

図7-B　インフルエンザウイルスの複製

インフルエンザウイルスのRNAは8本に分節された1本鎖（−）鎖RNAでRNAポリメラーゼと結合した核タンパク質（NP）にらせん状に巻きつく形でRNP（ribonucleotide protein）複合体を形成し、NP末端に結合したRNAポリメラーゼはPA、PB1及びPB2の3つのサブユニットから構成されNPにはウイルスRNAの転写と複製に必要なものは全て所有している、インフルエンザウイルスは複製の為に自身のRNAポリメラーゼにより、
(1)（−）鎖RNAの複製
(2) 各蛋白を合成するためにmRNAに遺伝情報を転写する
インフルエンザウイルスの転写複製は感染した細胞の核内で行われる、
キャップ構造を持つmRNAを合成できないために
①ウイルスRNAポリメラーゼのPB2が宿主のmRNAのキャップ構造を認識し結合
②PAサブユニットに存在するエンドヌクレアーゼ（キャップ依存性エンドヌクレアーゼ）により宿主mRNAのキャップ構造と10塩基残して切断
③これをプライマーとして以下RNAポリメラーゼ活性によりウイルスRNAを伸長させポリAを付加させmRNAが
④合成されたmRNAを鋳型にして相補的RNAを合成し相補的RNAを鋳型にして（−）鎖ウイルスRNAを合成する
⑤合成されたmRNAは核外に出て宿主リボソームによりウイルスタンパクが合成され核タンパクとRNAポリメラ（PA、PB1、PB2）などは核内に移動してウイルスRNA合成とmRNA転写に利用、その他の各ウイルスタンパクは小胞体からゴルジ体を経て細胞膜にHA、NA、M2などを表出しそこに新しく合成されたウイルスRNAが移動して粒子を形成し出芽するがHAとシアル酸が結合しているために結合をNAが切り離しさらにHAはプロテアーゼ（気管支のクララ細胞より分泌細菌にも多く存在）により切断されて感染性を持つ（ヘマグルチニンの開裂活性化）そして新ウイルスが遊出する、放出された子ウイルスのヘマグルチニンには膜融合活性（感染性）は無くプロテアーゼにより切断（ヘマグルチニンの開裂活性化）されて感染性を持つことになる（プロテアーゼ：気管支のクララ細胞から分泌、細菌に多く存在している）

道分泌亢進血管透過性亢進する。

　インフルエンザの重症化はウイルス増殖の直接組織障害とサイトカインストームの組織障害によるインフルエンザ肺炎でマクロファージ、気管支上皮細胞、好中球から発生し、増加した活性酸素と血管内皮細胞より生成される一酸化窒素が反応した反応性窒素酸化物が強力に組織障害をもたらし重症化させている。

　体外環境ではウイルスカプシドタンパク質は徐々に変性し受容体に結合できなくなり感染力は落ちる。乾燥には強く、特にエンベロープを持つウイルスは強い紫外線でDNA、RNAが破壊されるので、屋外の直射日光ではウイルスは直ぐに死滅する。

呼吸器

　呼吸器とは空気中の酸素と体内で発生した二酸化炭素のガス交換を行う重要な器官で、外から病原体を吸い込む危険と隣り合わせにあり、免疫による生体防御システムが発達している。

　ガス交換に特に重要な肺の奥にある肺胞は薄い上皮でできていて、全身の高い血圧から破裂や出血をしないように守る為に、心臓から大動脈を通り全身の隅々まで血液をいきわたらせる高い体循環血圧（約120/70mm Hg）から独立した低い血圧（約25/7mm Hg）で肺循環（全身からの二酸化炭素の充満する血液が右心房に戻り、右心室から肺に送られた静脈血をガス交換して酸素で満たされ左心房に戻る、この間の循環）が形成されている。肺の呼吸は「外呼吸」といい呼吸筋の力で行われる。細胞内のミトコンドリアがエネルギー産生で酸素を利用し二酸化炭素を排出するガス交換を「内呼吸」といい、気体の濃度が均一になるように物質が自発的に移動する現象を利用した濃度勾配の拡散によって細胞膜を行き来して行われている。

　空気が最初に体内に入る入り口である口腔や鼻腔は唾液や鼻水で潤い、病原体を洗い流している。

　鼻腔入り口から喉の奥の咽頭部までは約10cmの奥行があり、直径10μm以上の異物はここでとどまる。鼻腔の容積は10〜15mlで表面は粘膜上皮に覆われて毛細血管と鼻腺が分布し吸入した空気を加湿、加温している。鼻腺からは1日1〜1.5Lの分泌があり、半分以上は喉の奥に流れている。鼻腔の奥は咽頭鼻部、咽頭口部、喉頭部からなる上気道で風邪の初期には赤くはれて咽頭部痛、過敏状態による咳、くしゃみを伴う。この段階で炎症を押しとどめることが出来れば風邪もウイルス感染も軽症で済むが、更に進行するとより奥の下気道の気管、気管支に炎症が及び気管支炎になる。

　口腔内の唾液は1日1〜1.5L分泌されて99.5％は水分でムチンというタンパク質が含まれ、粘り気があり嚥下による食べ物が食道に進むための潤滑剤になり、pHを中性に保ち、アミラーゼにより炭水化物を消化して、リゾチームにより殺菌する。下気道の気管支上皮には線毛細胞、杯細胞、基底細胞からなる多列線毛上皮があり、気管支内腔は杯細胞や気

管支腺から分泌される粘液で覆われ表面はゲル層、下層は粘稠度の低いゾル層になって上層で吸着した異物を繊毛運動で1分間に1cmの速さで運びだし、痰として喀出している。分泌される粘液には殺菌作用のあるリゾチームや分泌型IgA抗体が含まれているが、高齢になるにつれて繊毛運動は低下し気道感染が起こりやすくなっている。喫煙により刺激される杯細胞は増殖肥大化し粘液分泌量は増加して気道を狭くしている。上皮細胞の細胞膜にはCFTR（cystic fibrosis transmembrane conductance regulator）というたんぱく質を表出し、塩化物イオン（Cl⁻）や負に荷電した陰イオン（アニオン）を輸送するイオンチャンネルで、上皮細胞から細胞外に放出する塩素イオン量を制御し粘液の流動性を制御している。粘膜上皮細胞の粘膜下組織にある形質細胞から分泌されるIgAが上皮細胞内に取り込まれ、分泌成分を結合した分泌型IgAとして粘膜上に分泌させ、病原体を包み込み凝集させて体外に排出させ、細菌、ウイルス、異物侵入の防御を行っている。肺や腸管で抗原と反応したB細胞は乳腺、唾液腺などの外分泌腺に移動して同じ抗原に対するIgA抗体を産生するので、分泌液には気道や腸管に存在する抗原に対するIgA抗体が多く含まれている。気管支のさらに奥の細気管支の異物処理は、線毛細胞が存在しないためにマクロファージの食作用によって行われ、0.5μm以下の異物を貪食してマクロファージの細胞内で処理・消化し抗原ペプチドを作成して免疫細胞に提示して免疫システムを始動させている。腺細胞は存在せず、クララ細胞が粘液の界面活性のサーファクタントを分泌している。細気管支は炎症で閉塞しやすく喘息発作の平滑筋収縮で閉塞の危険がある。線毛細胞もなくなり感染を受けやすくなっている。急性細気管支炎はRSウイルス、パラインフルエンザウイルス感染で生後6カ月の小児に多く、細気管支では免疫反応が起こりやすくなっている。細気管支の末端のブドウの房状の肺胞は非常に薄く、周囲は毛細血管に覆われ扁平状のI型肺胞上皮細胞と肺間質を介して全身細胞のミトコンドリアから放出された二酸化炭素が血液の血漿に溶けて毛細血管から運ばれて、肺胞内の酸素と交換される。酸素は血液の赤血球のヘモグロビンと結合して心臓に向かい、心臓から全身の隅々に送り込まれミトコンドリアの内呼吸に使われ、これが少しの間でも滞れば死につながる。

参考文献

［1］額賀路嘉「コロナウイルスの構造と複製サイクル（ライフサイクル）」https://www.jiu.ac.jp/features/detail/id=6822 2020/09/19

［2］井上純一郎、山本瑞生、合田仁、松田善衛、川口寧「新型コロナウイルス感染初期のウイルス侵入過程を阻止、効率的感染阻害の可能性がある薬剤を同定」https://www.ims.u-tokyo.ac.jp/imsut/jp/about/press/page_00060.html 2020/09/28

［3］James L. Daly et al "Neuropilin-1 is a host factor for SARS-CoV-2 infection" bioRxiv, 2020.6.

［4］田口文広、松山州徳「コロナウイルスの細胞侵入機構」『ウイルス』第59巻、215-222、2009

［5］増田道明「新型コロナウイルスのウイルス学的特徴」『モダンメディア』66巻、2020
［6］前田寧子「インフルエンザウイルスの型別分類とゲノム構造」『日本臨床』61（11）、
　　2003
［7］武内可尚「抗Ａ型インフルエンザ薬：アマンタジン」『日本臨床』61（11）、2003
［8］佐藤晶論「小児におけるバロキサビル　マルボキシルの効果」『インフルエンザ』メ
　　ディカルレビュー社、2020
［9］堺立也、大内正信「宿主細胞表面でのインフルエンザウイルスのスライディング」『日
　　本臨床』61（11）、2003

第四章

新型コロナウイルス感染症 COVID-19

　ヒトに感染するコロナウイルスの7つ目が新型コロナウイルスでSARS-CoV-2と命名されてこのウイルスによる感染症をCOVID-19という。

　新型コロナウイルスはSARSコロナウイルスと同じように鼻、口、眼から上・下気道に入り粘膜上皮細胞のACE2受容体に結合し細胞内に侵入する。

　遺伝子塩基2万8144番目の違いでセリン（S型）とロイシン（L型）に分けられ武漢で発生したウイルスは96％がL型で攻撃性の強い型である。

　新型コロナウイルスの潜伏期間は1〜14日間（多くは5日間、ヒト呼吸器コロナウイルスは3日間）である。

新型コロナウイルスの感染様式

I、空気を介する感染（airborn　transmission）
　① 飛沫感染は直径5μm以上の液滴で飛距離1m以内。
　② 空気感染は直径5μm未満の飛沫で水分が蒸発した飛沫核で空気中に浮遊する微小粒子エアロゾル、3時間以上生存し広範囲に飛散する。

II、物を介した感染（formite　transmission）
　③ 接触感染は物を介し手、指で触って付着させ口、鼻、眼を触り感染する。プラスチック表面で3日間、痰・糞で5日間、尿で10日間感染力あり。接触感染は口先、鼻先からのウイルス侵入の為に初発症状は味覚障害と嗅覚障害である。

味覚障害

　味覚障害は舌と口腔の天井部（軟口蓋）にある味細胞（塩味、酸味、甘味、苦味、うま味の味覚を感知する）は舌表面のざらざらした乳頭と呼ばれる小さなつぶつぶの中にある味蕾という蕾に似た組織で50〜150個の「味細胞」からできていて、味蕾は舌全体で5000〜1万個の味覚物質をキャッチして脳幹から視床を経由して大脳皮質に刺激が伝わり味を感じている。

　口腔内にウイルスが感染して「味細胞」が破壊されれば味覚障害が出る（図8）。

一次体性感覚野の脳地図

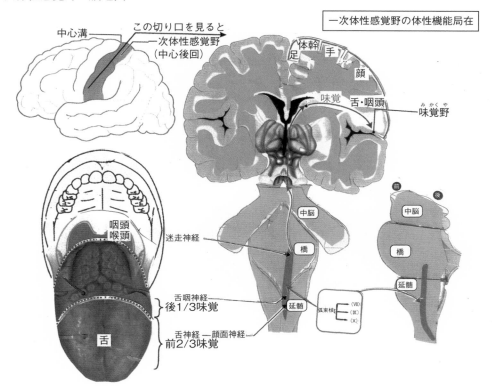

*脳神経（Ⅰ〜Ⅻ）とは脳幹（中脳、橋、延髄）に神経細胞体の集合する脳神経核（大脳との中継地点）から線維が伸びて運動、感覚、自律神経機能を司る末梢神経で左右に12本ずつある。高さの順にⅠからⅫの番号が付いている。
Ⅶ：顔面神経、Ⅸ：舌咽神経、Ⅹ：迷走神経

図8　味覚のしくみ

舌と口腔天井部（軟口蓋）に分布する味細胞が塩味、酸味、甘味、苦味、うま味を表面のつぶつぶした乳頭の中にある味蕾の味細胞が感知し脳幹、視床経由で大脳皮質に情報を送る。
1. 味蕾は味細胞の50〜150個の集合体で、舌全体で5000〜1万個あり味物質をキャッチして味を感じ取る。
2. 味覚信号は舌の大半は舌神経、舌の奥は舌咽神経、軟口蓋は迷走神経を経由して延髄の弧束核に入り大脳皮質への経路と上・下唾液核への経路があり反射的に唾液が分泌される。

嗅覚障害（きゅう覚障害）

　鼻先を触ってウイルスが侵入した場合、鼻腔に入ってすぐ上の天井部分の面積5㎠の嗅上皮に2000〜1億個の「嗅細胞」からなる「嗅細胞」の嗅線毛にある匂い受容体に匂い物質が結合して刺激を受けて匂いを感じる。匂い物質は数十万種類あり嗅覚受容体は440個しかなく数十万の匂い物質のキャッチは1つの受容体が複数の匂い物質と、さらに1つの匂い物質は複数の受容体と結合するために可能となっている。「嗅細胞」は30日間サイクルで入れ替わり匂いの刺激を大脳皮質の嗅覚野が匂いとして認識している。
　鼻先にウイルスが侵入すると「嗅細胞」も破壊されて嗅覚障害を起こす（図9）。

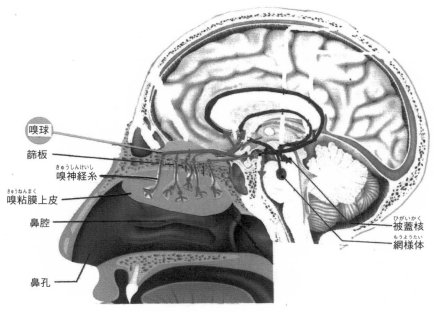

図9　嗅覚のしくみ

匂い情報を嗅線毛が感知する：匂い物質が鼻腔に入ると鼻腔上部の嗅上皮に存在する30日で入れ替わる2000～1億個の嗅細胞の嗅線毛にある受容体に結合しイオンチャンネルが刺激される。数十万種類の匂い物質の情報を嗅覚受容体440個で複数の匂い物質を感じている、1つの匂いは複数の受容体とも結合して前頭葉底部の球脳において処理される。
嗅覚野経由で大脳辺縁系などに情報が届く：嗅球と嗅索を経由して嗅覚野に上行し一部は視床下部、海馬、扁桃体、大脳辺縁系にも送られる。

　嗅覚・味覚障害いずれもウイルス侵入から肺胞に到達するまでの距離があり時間が稼げるために、獲得免疫が十分機能し軽症で済む可能性があるが、しかし誤嚥によりいきなり肺の奥までウイルスが到達すると突然の重症状態に陥る。

　夜寝ている時に口腔、咽喉部にウイルス混じりの唾液が少しでも気管に浸み出し肺胞に到達すれば、一晩で肺胞内増殖が発生し呼吸困難に陥り重症化する。突然の重症化の原因の一つに誤嚥も考えられる。

　肺の奥には酸素と炭酸ガスを交換（外呼吸）する重要な場の肺胞があり、肺胞の直径は0.3mm、両肺で3～6億個ありⅠ型肺胞上皮細胞を介し毛細血管との間でガス交換を行い、Ⅱ型肺胞上皮細胞の分泌するリン脂質とタンパク質の混合物質の界面活性物質サーファクタントは肺胞内面の水の層による肺胞を押しつぶそうとする表面張力に抵抗し肺胞を膨らませ形状を保護する役目を持っているが、未熟児はこのサーファクタントが欠損し肺胞はつぶれてガス交換が出来ず生命の危機にさらされることになる。肺胞にウイルスが到達して肺胞の上皮細胞の破壊が始まると酸素と炭酸ガス交換が不能に陥るために、人工呼吸器により高濃度で高圧の酸素を送ったとしてもガス交換が出来ないために、体外で酸素を満たした血液を送るECMOの適応となるが、1～2週間で病状の好転が見られなければ極めて厳

しく、ウイルスはいっきに増殖拡大して血管に侵入し、血栓形成が進み全身に拡がり播種性血管内凝固症候群（DIC：disseminated intravascular coagulation）や全身の臓器が破壊される多臓器不全に陥り、もはや救う手だてはなく生還は不可能となり死に至る。ウイルスに獲得免疫の確立する前に肺胞に到達するか、ウイルスがいきなり血管内に侵入して全身にばらまかれるウイルス血症に陥り急激な重症化を招くことになる。

　大気汚染物質の代表格の超微小粒子物質PM2.5（particulate matter under 2.5μm）は粒子径が小さくより末梢の気管支に到達するが、大きな粒子は鼻腔や喉頭にとどまる。花粉の大きさは10〜30μm、黄砂1〜10μm（日本に到達する粒子径）、霧の粒子径5〜30μmで、これらの粒子は気管の末梢まで届いている。さらに微小な浮遊水滴のPH5.0以下の酸性霧では気管が損傷される。

　新型コロナウイルスは0.1〜0.2μmと極めて小さい粒子（光学顕微鏡では見えず電子顕微鏡でしかとらえられない）で飛沫は直径5μm以上の大きさで咳、くしゃみ、会話で飛散距離は1m以内で、飛沫核（エアロゾル）になると直径5μm以下とより小さくなり、3時間以上は空気中に浮遊し空気の流れに乗り広範囲に飛散する。

　気管支喘息で使用されている吸入薬は、粒子径の大小にかかわらず太い気管支にしか到達しない、それは吸入する空気の量に関係して150ml（普通の浅い呼吸）程度の場合0.1μmの粒子径の薬剤は太い気管支にしか届かないが800ml（深い呼吸）の深い吸入では肺全体に広がる。超微粒子（平均1μm）の吸入薬は気管支喘息の吸入ステロイド剤のキュバールとオルベスコで軽く息を吐き深く大きく長く吸って肺全体にいきわたらせて吸入治療していることを考えれば、ウイルスが身近に漂う可能性のある密閉、密集、密接する空間では浅く軽い呼吸を行い肺の奥まで吸い込まないようにする、800ml以上の大きく深い呼吸（大声を上げる、歌う、喋りまくるなど）をしないこと、マスクをして無言か距離を取って静かに会話する程度とし、まずはいきなりウイルスを肺胞まで深く吸い込み重症化させないことが我々に出来るせめてもの対策である。

COVID-19の臨床的特徴 [1]

・感冒様症状：鼻水、くしゃみ、咽頭発赤、咽頭痛、頭痛、倦怠感、咳（図10）
・間質性肺炎と肺障害を致死性ARDS（Acute Respiratory Distress Syndrome：急性呼吸窮迫症候）の前に発症する、ARDSのリスク因子は高齢者、高血圧、糖尿病などの基礎疾患を持つ患者である。
・80%が軽症（50%が肺炎発症、回復までに2週間かかる）。
・14%が重症（発症から7日目から増悪し3〜6週間かかる）。
・5%が危機的状況（ICU治療：ショック状態、呼吸不全、多臓器不全〈50%は死亡する〉）。
・2.3%死亡率（80歳以上は15%）、嗅覚・味覚障害は33%にみられる。

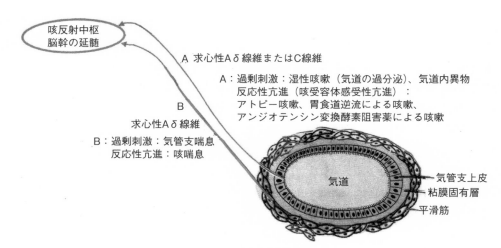

図10　咳嗽の発生機序

咳反射中枢は呼吸、循環など生命維持活動の中枢の脳幹の延髄にある。
咽頭、喉頭、気管の粘膜に受容体がありその刺激が迷走神経を介して咳中枢に伝わりそこから肋間神経、横隔膜、反回神経に刺激が伝わり咳嗽が起きる刺激の種類。
〔日本呼吸器学会咳嗽に関するガイドライン第2版作成（編）：咳嗽に関するガイドライン、第2版、メディカルレビ東京、p44、2012〕

重症化のマーカーと検査値 [2]

- 血中IL-2、IL-7、TNF-α、GCSF（顆粒球コロニー形成刺激因子、好中球の分化増殖促進）、IP10（インターフェロンの刺激を受けた細胞が産生するTh1細胞、NK細胞を招集する）が高値を示す。
- Dダイマー1.0μg/mL未満が正常値、血栓症の判定に利用する：播種性血管内凝固症候群、肺塞栓などで上昇。
- WBC（白血球）は感染症で上昇する（基準値：4000〜8000個/μL）新型コロナウイルスの患者で90%は正常であり、上昇はCOVID-19らしくない。
- リンパ球は35%に低下がみられる（基準値：比率26〜46.6%）。
- CRP（炎症に伴いIL-1、IL-6、TNF-αなどの刺激により肝臓でつくられるタンパク質：基準値0.3mg/dL以下）の上昇はCOVID-19らしくない、細菌感染症で高値を示す。
- LDH（乳酸脱水素酵素基準値：120〜245IU/L）上昇
- CRP値、WBC白血球数、好中球比率の検査値を用いて細菌感染症の重症度、治療効果判定に利用。

胸部レントゲン撮影検査

発症10日目頃に胸部レントゲン検査で異常が顕著（両肺野にスリガラス様陰影など）に

みられ、CT検査が必要となる。すりガラス陰影に収縮性索状影は改善に向かう所見で網目状の陰影［crazy-paving appearance］は強い炎症が疑われ悪化の所見［3］。

　PCR検査（Polymerase Chain Reaction ポリメラーゼ連鎖反応：DNA の増やしたい特定領域を大量に爆発的に増やす技術を用いて測定する方法で高温でも壊れないアメリカのイエローストーン国立公園の高熱の温泉で発見された好熱生真正細菌から単離された耐熱性DNA ポリメラーゼ酵素（Taq ポリメラーゼ）を用いて94〜95℃から40〜60℃まで下げる温度の変化を与えこれを30〜40回繰り返すことにより倍々に増やし2の30乗（10億）倍以上DNA を増幅することが出来る。

　ウイルス遺伝子はRNA の為にRT-PCR法（Reverse Transcription 逆転写法）逆転写酵素でRNA（分解しやすい）を鋳型にしてDNA を合成してからPCR法を行う。新型コロナウイルスはRT-PCR検査ということになる。唾液、咽頭ぬぐい液か気道分泌物を検体採取する。

　肺炎球菌の共感染あり。

パルスオキシメーター

　脈拍に同期することで動脈血の酸素飽和度を非観血的に測定する装置で酸化ヘモグロビン（HbO_2）とヘモグロビン（Hb）を吸光度から識別して測定される経皮的動脈血酸素飽和度（SPO_2）という、動脈血採血により血液ガス分析によって測定されるSaO_2と表記を区別する。

市中肺炎（日常生活の場で発症した肺炎：community acquired pneumonia）

　肺炎球菌最多（60〜70％）、インフルエンザ菌、マイコプラズマ、クラミジア、黄色ブドウ球菌、インフルエンザウイルス、レジオネラ菌、口腔常在菌などが原因菌となる。
　新型コロナウイルスもこのまま根絶できなければ市中肺炎の原因ウイルスとなる。

市中肺炎の重症度の指標（A-DROPシステム）
① Age　　　　　男性70歳以上、女性75歳以上
② Dehydration　　BUN（血中尿素窒素）≧21mg /ml、又は脱水あり
③ Respiration　　SPO_2≦90％（PaO_2≦60mmHg）
④ Orientation　　意識障害あり
⑤ Pressure　　　収縮期血圧≦90mmHg
・0項目：軽症、外来治療
・1〜2項目：中等症、外来又は入院治療
・3項目：重症、入院治療
・4〜5項目：超重症、ICU入院
・ショックがあれば1項目でも超重症

CURB-65（肺炎重症度評価）

- ・Confusion：意識混濁
- ・Urea：BUN ＞ 19mg /dL
- ・Respiration：呼吸数＞30/分
- ・Bp：血圧＜90/60mmHg
- ・年齢：65歳以上

3項目以上該当すれば死亡率22％、入院治療必要。

酸素療法

　適応：一般的に室内空気で酸素飽和度SaO_2＜90％の場合酸素療法の適応となる。
　SaO_2 90％以下になると脳や心臓などの臓器等への酸素供給が不十分となり障害を起こすのでSaO_2＞90％を目標に酸素投与を行う。
- ・急性呼吸不全の場合SaO_2≧95％を目標に酸素投与する。
- ・慢性呼吸不全の急性増悪の場合、肺胞低換気ではCO_2ナルコーシス（高二酸化炭素血症、呼吸性アシドーシス、意識障害）にならないように酸素は低流量から開始しPaO_2の改善を目指す。

酸素投与法

酸素吸入する器具
- ・鼻腔カニューレ：鼻腔内挿入カニューレ（管）から酸素投与0.5～5L/分
- ・酸素マスク　　　：フェイスマスク酸素投与3L/分以上

人工呼吸療法

機械的換気法
非侵襲的換気法：マスクを密着させて機械で圧をかけて酸素を送り込む
侵襲的換気法　：経口か経鼻又は気管切開して気管内挿管により人工呼吸器で酸素療法

ECMO（extracorporeal membrane oxygenation：体外式膜型人工肺による酸素化）

　膜型人工肺で酸素O_2と炭酸ガスCO_2のガス交換を行う（血液流量2～5L/分）
- ・肺炎で肺の機能を補助する場合：静脈（V）から血液を抜き取り静脈（V）に送るV－

　　V ECMO（大腿静脈から頸静脈へ）
・心臓の機能の補助する場合：静脈（V）から血液を抜き取り動脈（A）に送るV－A
　ECMO人工呼吸器による酸素療法で悪化した場合に利用するが侵襲が大きいために
　数週間の利用となる。

呼吸

　呼吸は神経性調節と化学性調節により行われる。
・神経性呼吸調節（自律性）は脳幹部に呼吸中枢があり呼吸ニューロン（ペースメーカ
　ニューロン）が周期的に発火して正常な呼吸周期を維持している（安静時呼吸回数15
　回/分）。さらに随意的に大脳皮質より歌、深呼吸など行動性に調節している。
・動脈血中酸素分圧、二酸化炭素分圧、pHを感知する受容体からの調節も受ける。
　延髄にある化学中枢受容体では脳脊髄液のpHの変化から二酸化炭素分圧の上昇(呼吸不
全）を感知（酸素分圧の低下には反応しない、高酸素を投与し続けると二酸化炭素が飛ば
されて呼吸停止をきたす）して呼吸中枢が刺激され、換気量を増加させることで二酸化炭
素分圧を正常化させる。
＊全身麻酔では人工呼吸器に従う呼吸から自発呼吸に戻す時に人工呼吸器から手動のバッ
　グに切り替え、体の二酸化炭素の溜まり具合を見ながら胸郭の膨らみ具合により酸素の
　送り込む量を調節し、二酸化炭素をある程度溜めてその刺激により自発呼吸を呼び戻す、
　自発呼吸の吸気に合わせてバッグを軽く押して少しづつ覚醒させている。

新型コロナウイルス感染症COVID-19後遺症

　発症から60日後（退院から1カ月）の患者の90％に後遺症が見られている。
　後遺症の症状：疲労感53.1％、呼吸困難43.4％、関節痛27.3％、胸痛21.7％、その他に咳、
喀痰、嗅覚障害、味覚障害、頭痛、鼻炎、目の充血、咽頭痛、筋肉痛、めまい、下痢、食
欲不振、乾燥症候群、脱毛、自然抜歯などがある。高齢者に脳血管障害の合併が多い（脳
梗塞、脳出血、脳症）が、高熱が出て呼吸状態が悪かった患者の胸部CTには索状、斑状な
ど多彩な線維性変化の所見が両側下肺野に数多く散在し、将来閉塞性肺疾患（COPD）に
至る危険性があり、新型コロナウイルスの胸部CTを一目読影した感想は「こわい！　なら
ば無縁でいたい！」である。若年者にPTSD（Post Traumatic Stress Disorder：心的外傷後ス
トレス障害）などの心的障害が残る［4］。

高齢者とウイルス感染症

　インフルエンザウイルスによる死亡者の80～90％は65歳以上の高齢者である。新型コロ

ナウイルスによる重症化や死亡も糖尿病や高血圧症などの基礎疾患保有者と高齢者に多くみられている。

高齢者の免疫

① 老化細胞や傷害を受けた細胞が細胞表面に表出するDAMPs（細胞がダメージを受けた時に表出されるタンパク分子）や脂肪組織が増加し潜在的な感染が恒常的に存在している。

② 加齢に伴い病原体や異物の認識・応答の機能低下が見られる。

③ 自己抗原に反応しやすく自己免疫疾患が増加する。

④ IL-6、IL-1β、TNF-αなどの炎症性サイトカインが既に恒常的に産生されている。

⑤ 加齢に伴いヌクレオチド代謝産物NLRC4（adenine N4-acetyl cytidine）が増加しマクロファージのNLRC4遺伝子を刺激し炎症性サイトカインIL-1β、IL-18が分泌されている。

⑤ アンドロゲンやエストロゲンの分泌低下によるIL-6産生の抑制が効かなくなり炎症反応を長期的に持続させ動脈硬化、高血圧症、耐糖能異常、発癌などの基礎疾患を増え続けさせている。

⑥ 免疫システムは年齢と共に反応性も低下するが調子も狂うようになる。

⑦ 遺伝子レベルでDNAとひも状のDNAを巻き付けるタンパク質粒子ヒストンがメチル化、アセチル化などの化学的修飾によるエピジェネティック制御を受けて遺伝子読み取り障害となっている。

⑧ 染色体末端のテロメアは20〜50回程度の細胞分裂で短くなり細胞分裂停止となるが、免疫細胞が増殖する際にテロメラーゼ酵素を使いテロメアの長さを伸長させテロメアが短くなるのを停止させているが、ストレスによりテロメラーゼ酵素活性は影響を受ける。
　　ストレス軽減は免疫能維持に重要でマインドフルネスなどでストレス回避して健康維持を図る必要がある。

⑨ 高齢者は骨髄幹細胞のDNA損傷が蓄積し再生能は低下し免疫細胞数も減少、病原体の検知能力の低下と傷口や感染現場への召集の合図のタンパク質に対する反応性低下、過去に遭遇した病原体に対しては多くの記憶細胞を保持しているが、新規の抗原に対応できる免疫細胞は少なく、T細胞を分化増殖させる胸腺組織は小児期が最大で思春期を過ぎると年齢と共に縮小して高齢者は小児期の1〜5％まで機能低下し、胸腺は脂肪組織に置き換わる。T細胞は次の細胞分裂に入るまでに数年間休止状態で生存し、分裂を繰り返すうちに老化し寿命が尽きてしまう。

⑩ 免疫抑制作用のあるプロスタグランディンE2とIL-10の産生が増加し抗原提示に必要なMHCクラスIIの細胞表面の表出は低下している。

⑪　免疫系の老化は自律神経系、内分泌系そして他の臓器の老化により促進される。

⑫　年齢を重ね日頃の運動やストレス、生活習慣などによりエピジェネティック制御を受けた「個性的で個別化した免疫システム」が構築されることから、日常的にタンパク質をしっかり摂取しバランスよく栄養を摂り、有酸素運動と筋力増強運動を1時間以上かけて週3回以上を行い、睡眠を十分とり、細胞のミトコンドリアを活性化させて残存免疫能を大切に、大事にして免疫能を鍛える。

参考文献

［1］岡秀昭「COVID-19最新情報まとめ」『日経メディカル』7月号、52－55、2020

［2］三和護「COVID-19重症化マーカー明らかに」『日経メディカル』11月号、28－29、2020

［3］徳田均、泉信有「対談コロナ肺炎の予後はCT画像でここまで分かる」『日経メディカル』9月号、58－63、2020

［4］「新型コロナウイルスのサイエンス・COVID-19後遺症」『日経メディカル』8月号、48－49、2020

第五章

新型コロナウイルス侵入粘膜上皮の最前線で戦う細胞たち

　ウイルス防御最前線では獲得免疫の主役の「キラーＴ細胞」と「特異抗体」登場までの間をNK細胞、γδ（ガンマー・デルター）Ｔ細胞、マクロファージ、樹状細胞、マスト細胞そして補体の戦士たちがウイルスに侵入された細胞が発するストレスタンパク質を検知し、侵入された感染細胞を殺処分することによりウイルスの攻撃から個体を守るための孤独な戦いが体の中で行われている。

1．NK細胞

　NK（Natural Killer）細胞は造血器の幹細胞から分化して体中に拡散して血中に2〜20％、脾臓に5〜10％、肝臓に30〜50％その他腸管上皮などと広く分布して外敵と戦っているが、骨髄とリンパ節には少なくなっている。

　NK細胞はウイルス感染細胞や腫瘍細胞を出会いがしらに傷害することができるリンパ球である。

　ウイルスによる感染や腫瘍発生のストレスを受けた細胞が表出する特定物資（糖タンパク質と結合したMHCクラスI様分子）に対して反応するレセプターを持つNK細胞は、一個のNK細胞でいくつかの異なる標的細胞（活性化レセプターと阻止レセプターの組み合わせにより攻撃するか阻止するか決まるので、その多様性は6000〜10万種の相手に対応できる）を傷害できる。しかしNK細胞が傷害出来る細胞の種類が限られている（腫瘍細胞とウイルス感染細胞で標的分子を表出し、かつMHCクラスI分子の表出が低下していることが攻撃の条件、MHCクラスI分子は自分自身を表す標識で自分自身に傷害を与えないようになっている）。

　NK細胞には細胞の傷害を誘導するレセプター（NK活性化レセプター）とMHCクラスI分子と反応してNK細胞の傷害を抑制するレセプター（阻止レセプター）の2種類がある。どちらのレセプターがつよく刺激を受けるかによってNK細胞の働きが決まってくる。MHCクラスI分子を強く表出する細胞は自己細胞であるから自己細胞への傷害があってはならないために、NK阻止レセプターが活性化され抑制されている。

　ウイルスの感染を受けた細胞はMHCクラスI分子の表出は低下しているためにNK活性化レセプターが活性化され細胞傷害が誘導されることになる。

　NK細胞の細胞傷害の方法はNK細胞の持つパーホリン顆粒を放出し標的細胞膜に孔をあけ、その穴からグランザイムAを注入させ核に傷害を与えることにより細胞を死に導いている。

　更にNK細胞の細胞膜にFas分子とTRAIL（TNF-related apoptosis inducing ligand）分子というタンパク質を表出することにより、Fasレセプターを持つ細胞やTRAILレセプターを持つ腫瘍細胞が結合することにより、相手の細胞をアポトーシス（プログラムされた細胞

死でその破片は再利用される計画的な死に方）に導くことも出来る。

　一個のNK細胞は次々と何個も標的細胞を傷害することができる。

　NK細胞はそのままでは細胞傷害作用は強くないが、マクロファージや樹状細胞から産生放出されるIFNα、β、γやT細胞からのIFNγ、IL-2、IL-21などのサイトカインの刺激を受けると増殖活性化され、攻撃力が増加し、IL-10とTGF-βでは抑制され制御を受けている。

　活性化されたNK細胞はIFNγをよく産生しマクロファージに働きかけ、殺傷能力を高めることと樹状細胞に対しても機能を亢進させてウイルスに感染された細胞を捕捉レセプターで貪食しウイルスの抗原情報を取得し、近くのリンパ節に移動して抗原情報提供細胞としてナイーブヘルパーT細胞に働きかけ、獲得免疫をスタートさせる引き金となる。

　ウイルスに感染された細胞はMHCクラスI分子の表出力が低下してくるためにキラーT細胞からの攻撃は逃れるが、NK細胞の標的となり殺傷害を受けることになる。

　成熟したマクロファージ、樹状細胞、自己細胞はMHCクラスI分子をよく表出しているので、NK阻止レセプターの刺激が強くてNK細胞の傷害は受けない（図11）。

NK活性化レセプターとキラー阻止レセプター

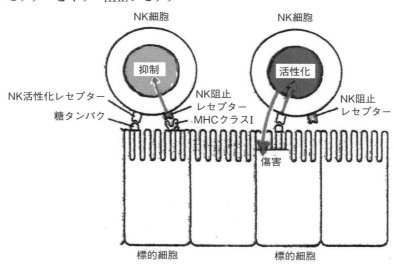

図11　NK細胞

NK細胞の標的細胞傷害作用
NK細胞は活性化レセプターで標的細胞表面の糖タンパクに結合して相手を傷害する。
NK阻止レセプターも有しMHCクラスI分子に結合してNK細胞の活性を抑制するシグナルを送る。
MHCクラスIを表出している標的細胞は傷害しにくく、表出していない細胞（missing self）を傷害しやすい。
ウイルス感染により感染細胞のMHCクラスIの表出は低下しNK活性レセプターは刺激され細胞傷害作用が誘導されてパーホリン顆粒で細胞膜を破壊して孔を開けグランザイムAを孔から放出し核に傷害を与え細胞死を導く。

2．ガンマー・デルターT細胞

　ウイルスの糖タンパク質やウイルスに感染された細胞の表出するストレスタンパク質を抗原として直接反応してウイルス感染細胞を傷害するMHCクラス分子の介在を必要としない細胞である。

　細胞の表面のパターン認識レセプター（PRR）で反応し腸管や皮膚などに多く分布し、外界から侵入してくる異物に対する第一線の初期防衛の自然免疫にかかわっている。

　若年者の感染防御に特に大切であり、反応したガンマー・デルターT細胞はインターフェロンγを産生しマクロファージの食作用を促進する。自然免疫と獲得免疫のかけ橋の境界に位置する細胞で、細胞障害やがん化の障害ストレスを感知し抗原提示細胞のような振る舞いをする細胞である。

3．マクロファージ、樹状細胞、マスト細胞

　病原体の特定の物質に細胞表面のパターン認識受容体（PRR）で反応してサイトカインを産生・放出し食細胞を誘導する。

　食細胞とは異物、微生物、老廃組織を細胞内に取り込み処理する細胞のことで、光学顕微鏡で見える大きさのものを取り込む場合を貪食という。

①　好中球：化膿菌（ブドウ球菌、連鎖球菌、肺炎球菌、大腸菌、緑膿菌など）は足に釘やとげが刺さり、手を犬猫に噛まれた刺咬傷部を赤く腫脹させ局所熱を発生させ化膿させる菌でこれを貪食殺菌する。

　　　好中球は1日100億〜200億個作られて10〜12時間の寿命（IL-6、INF-βの作用があれば72時間に延長する）で老化した好中球は骨髄に戻りマクロファージに貪食処理される。

・菌侵入部への遊走は細菌膜物質や血管内皮細胞、繊維芽細胞から分泌されるサイトカインにより目的部位に召集させられる。

・菌の捕捉と貪食は細胞表面のパターン認識受容体（PRR）により細菌に普遍的に存在する物質を目印に捕らえ貪食する。

・殺菌は好中球の細胞膜に包みこみ食胞の中に細菌を取り込みリソソームが融合して殺菌物質（リゾチーム、ラクトフェリン、カテリジン、デフェンシンなどのペプチド）で菌の細胞膜を破壊して殺菌する。抗原分子が多数の抗体と結合して集塊になった免疫複合体を好中球は飲み込めないために、殺菌物質を細胞外にまき散らし殺菌しようとして周辺の組織まで傷害し、同時に放出されるヒスタミンで血管透過性は高まり、血液の血漿成分と白血球の遊出により炎症反応がもたらされ、多くの炎症性組織障害は好中球が関与している。

②　マクロファージ

　胎生初期は造血幹細胞から分化し各組織に移動し組織マクロファージとなるが、それ以降は骨髄より発生・分化し存在部位により腹腔マクロファージ、肺胞マクロファージ、肝Kupffer細胞、骨の破骨細胞、神経の小膠細胞（ミクログリア）という名称で存在し、付着性が強く貪食作用は旺盛で、病原菌や異物・廃用物などの処理にあたっている。

　マクロファージの働き

i　異物や老廃細胞・組織を貪食し消化除去する。

ii　マクロファージの表面にあるパターン認識受容体（PRR：さまざまのToll様受容体が存在している）が病原体に普遍的に存在する分子パターン（PAMPs：Pathogen Associated Molecular Patterns）を認識し炎症性サイトカイン（IL-6、TNF-α）とI型インターフェロンを産生する。

iii　抗原と反応したT細胞が産生、放出するマクロファージ活性因子（IFNγ）で活性化されるとマクロファージはウイルスを不活化（酸化窒素、活性酸素、リソソーム酵素で殺菌する）させる。

iv　抗原物質を貪食消化し抗原処理してMHCクラスII分子に乗せてT細胞に抗原提示する。

v　リンパ球機能を調節する（T細胞、B細胞増殖分化を助けたり機能を抑制したりする）、炎症を惹起し組織を修復する作用がある。
　　グラム陰性菌の内毒素などに反応してTNF-αを産生し敗血症からエンドトキシンショックを引きおこす。

vi　体では、1日数十億個の新しい細胞がつくられ同じ数だけ死んでいくが死細胞からマクロファージを呼び寄せる因子"find me（私を見つけて）"のシグナルと"eat me（私を食べて）"のシグナルを合図に貪食処理する。
　　生細胞は"don't eat me（私を食べないで）"シグナルを出すことによりマクロファージ活性を抑制し貪食させないようにする［1］。

vii　肺胞上皮細胞はTGF-βを保持していてマクロファージの動きを抑制しているが、微生物の侵入によりマクロファージは上皮細胞から離れTGF-βの作用が弱まることにより活性化し微生物を貪食する。

③　食作用における好中球とマクロファージの違い
　　好中球は細胞膜で包み込み殺菌のみを目的にしているが、マクロファージは異物を貪食した後、消化し抗原処理してその抗原をTリンパ球に提示するなど他の機能を有している。

4．粘膜に存在するリンパ組織

　鼻咽頭リンパ組織、気管支リンパ組織、腸管リンパ組織などがあり粘膜から侵入してき

た病原体に反応してリンパ組織で機能を発揮する。リンパ組織はリンパ球が多数集まる組織で仕事をしたことのないナイーブT細胞が多く存在し、未熟リンパを供給し成熟リンパ球を分化させる場でT細胞への抗原提示や分化、増殖、活性化の場でありB細胞の抗体産生の場になっている。リンパ球はリンパ組織からリンパ管、胸管、血管を循環して全身をパトロール（1日1〜2回、1回16時間をかける）している。夜間はリンパ節への流入が高まり流出は減少する、昼間は流入が少なくなっていて日内変動が見られる。リンパ節の中では1時間にT細胞は樹状細胞と、又1個の樹状細胞は2000個のT細胞とそれぞれ接触している。リンパ節にT細胞は8〜12時間、B細胞は24時間とどまり活性化されなければ出て行くことになる。

　気道粘膜上皮部にはキラーT細胞（CD8）が、粘膜固有層にはヘルパーT細胞（CD4）が多くB細胞、マスト細胞も存在している。

　肺の最深部の肺胞では上皮の表面と実質内にはマクロファージ、樹状細胞、T細胞、B細胞、マスト細胞が存在しているが、呼吸に伴い多くの異物が侵入して来てもいちいち免疫応答しない不応状態にあるが、それは肺間質のマクロファージが異物を貪食処理してIL-10、TGF-β、プロスタグランディンE2、酸化窒素を産生することにより、抗原提示細胞の樹状細胞の働きとT細胞を直接抑制し、免疫応答と炎症を抑制していることによる。樹状細胞は上皮細胞の間から突起をだし抗原物質を捕らえるが、抗原提示能は弱いが病原体侵入に対してはTLR（Toll様受容体）で感染を受けた細胞が表出するDAMPsやPAMPsに反応して活性化され、同時に捕捉レセプターで感染細胞表出糖タンパクを捕らえ細胞内に取り込み細胞内で抗原ペプチドを作成して、MHCクラスII分子に結合させて病原体抗原を表出させて、所属リンパ節に移動してリンパ節に待機するT細胞に抗原提示を行う。

　マクロファージや上皮細胞はTLR（Toll様受容体）で反応しIL-1、IL-6を産生し炎症反応をおこし感染防御を行う。

5．ILC（Innate Lymphoid Cells）

　抗原レセプターを持たず自然免疫にかかわるインターフェロンγを産生する、NK細胞以外のリンパ球のことである。
- ・ILC1：マクロファージを活性化させ組織の修復を担当する。
- ・ILC2：IL-5を産生してB細胞の抗体産生を補助する。
　　　　　IL-13産生してB細胞抗体産生の補助を行う。
　　　　　IL-5・IL-13でアレルギー反応を引き起こす。
　　　　　肺上皮細胞の産生するIL-25、IL-33に反応し、アンフィレグリンを産生し上皮細胞修復を行う。
- ・ILC3：IL-7を産生して好中球の反応を導き、IL-22を産生して上皮細胞の増殖をもたらす。

6．発熱によるウイルス増殖抑制

　感染を受けた細胞の表面に表出するPAMPsにマクロファージがToll様受容体で反応して IL-1を産生するが、IL-1はIL-1αとIL-1βがあり、IL-1αは表皮内皮細胞など多くの組織細胞に表出されているが、IL-1βは細菌のリポタンパク質に反応したマクロファージより産生される。炎症に関するサイトカインとしてIL-6やTNFαがあり、IL-1βと共にこの三つは炎症性サイトカインと呼ばれる。

　IL-1βは血管内皮細胞や繊維芽細胞からIL-6を産生させ、それが肝臓細胞に作用してCRP（C反応性タンパク）などの急性反応物質を放出させて脳の視床下部の体温中枢に働きかけ、体温中枢のセットポイントを高めにリセットさせる。さらに交感神経を介してノルアドレナリンとアセチルコリンを産生させて、ノルアドレナリンは褐色脂肪細胞の代謝を高め、アセチルコリンは骨格筋の震えをもたらし血管を収縮させて熱を発生させ、放散を抑制し深部体温を上昇させる。

　発熱によりウイルス増殖は抑制され40～41℃でウイルス複製率1/200に低下する。免疫反応は増強され、免疫細胞数は増加、免疫細胞の受容体産生が増加、多くの免疫細胞は炎症部に向かい、マクロファージは殺菌能が上昇し炎症性サイトカインと一酸化窒素の産生が亢進し、樹状細胞はリンパ節への遊走能が高められMHCクラス分子表出が増強することにより抗原提示能は増強する。NK細胞は殺菌力が高まる。

発熱の対処

　高熱が続くと酸素消費量が増加し脳障害を引き起こすために、長期に及ぶようなら解熱も必要となる。クーリングで下げるか、非ステロイド性抗炎症薬（NSAIDs）はシクロオキシゲナーゼを抑制しプロスタンディンE2産生を抑制することにより解熱させる。アスピリンは非可逆性でアセトアミノフェンは可逆性であり安全性がある。糖質コルチコイドは炎症性サイトカインの産生を抑制する。

　体を氷などで冷やすクーリングはセットポイントを下げないので安全な解熱方法である。

7．補体の働き

　補体（Complement）とは、細菌を溶菌破壊する抗体（細菌に対する）を含む血液の血清を56℃、30分間加熱処理すると溶菌破壊能力を失い細菌は凝集するだけで溶菌作用を消失した「抗体以外で熱に弱い物質」の存在が示唆され発見された物質である。「抗体の働きを補う」という意味で補体と名付けられた。

　補体はマクロファージや肝臓で産生されるが、その他リンパ組織、消化管、胚、腎などでは補体成分が産生される。補体はタンパク質からなり9成分で構成されC1～C9でC1はさらにC1q、C1r、C1sの3成分に分けられる。

　①　抗原抗体反応を引き金にして補体系が次々に活性化される経路を古典経路（classical pathway）と呼び、C1（C1q、C1r、C1sの3成分が結合した複合体）からC4、C2、C3、

C5、C6、C7、C8、C9で次々に活性化され様々な生体反応を引き起こす。抗体が抗原と結合してなぜ補体活性化の引き金が引かれるかは詳細は不明であるが、C1qが抗体分子の補体結合部位にイオン結合することから始まる。C1qは特徴的な分子構造を持ち太鼓のバチ状の足6本を持つタコのような形をして、この足の部分が抗体のFc部分と結合する。C1rとC1sは6本の足に結合している。

② 抗原抗体反応を介さない微生物成分、ウイルス感染細胞、腫瘍細胞その他種々の物質によりC3以降が直接活性化される副経路（alternative pathway）がある。

　本来脊椎動物より下等な生物にも存在する病原微生物防御機構でC3補体はC3aとC3bに分解して微生物表面をC3bで覆い食細胞表面にあるC3bレセプターで結合すると食作用が容易になるという作用があり、これをオプソニン作用という。抗原提示細胞（樹状細胞、マクロファージ）は補体レセプターを持っていて抗原物質に補体が付着していることにより抗原提示細胞は抗原物質の捕獲が容易になる。

　ウイルスに対しては獲得免疫で作られた抗体は抗原であるウイルススパイクに結合してウイルスの細胞への付着・侵入以降の過程を阻止し細胞への感染を防止する。これをウイルスの中和というが、この時抗体に付着している補体のC4b・C3bは活性化されウイルスに結合することによりウイルスの外膜を傷害し強力なウイルス中和作用を発揮する。

　微生物のリポ多糖体やウイルス感染細胞などで補体が活性化されると活性型C5b678の複合体になって細菌や細胞の膜に結合し、さらに最後にC9が結合して「膜侵襲複合体membrane attack complex：MAC」を形成する、筒型の構造物になり細菌（細胞）膜に孔を開け感染細胞や細菌を一瞬にして破壊攻撃（免疫溶菌、溶血など）を行うが、これは進化により得られた獲得免疫においても補体は効率の良い免疫反応系を作り上げてきた。獲得免疫で作られた抗体と抗原が結合することにより、これが引き金になって補体が活性化され、まずC1qからC1r、C1s、C4、C2、C3、C5、C6、C7、C8、C9と次々に活性化される。C5b678の活性型には脂質結合部があり、細胞膜（細菌膜）に結合すると12〜16分子のC9が結合して筒型の構造物（poly C9 cylinder）が膜を貫通して細胞膜に孔を多数開け、K^+、Na^+などのイオン、水H_2O、Hb、タンパクなどが流入して細胞溶解を起こさせる（図12）。

　補体を活性化出来るのはヒトの抗体ではIgMとIgG1、2、3である。IgD、IgA、IgEそしてIgG4は補体を活性化することは出来ない。IgMは1分子で活性化できるが、IgGは抗原と結合する抗体が近接する2分子が結合しなければ活性化は出来ない。

補体の働きの生物学的意義 [2]

① 補体は炎症反応発現の主な担い手である。微生物成分や抗原抗体反応などにより補体が活性化されると好中球遊走能が高まり、肥満細胞への働きかけでヒスタミンが遊離して血管透過性が高まり、平滑筋収縮を起こし高度の場合ショック（アナフィラキシーショック）を引き起こすことになる。

② C3bは標的細胞に接着しC3b受容体を持つ食細胞と結合して免疫粘着反応immune

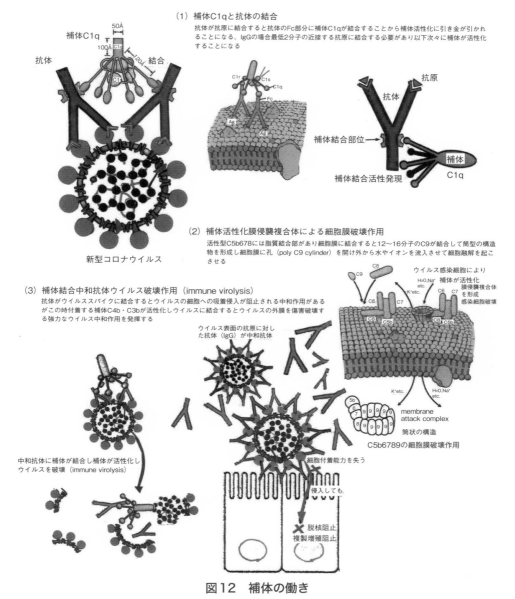

図12　補体の働き

ウイルス感染細胞により補体が活性化されると膜侵襲複合体を形成し感染細胞を傷害する
ウイルス表面の抗原に対して作られた抗体（IgG）が中和抗体と言われ結合されたウイルスは細胞付着能力を失う
か侵入しても脱核阻止、複製増殖阻止される、エンベロープを持つウイルスは中和抗体に補体が結合し補体が活性
化しウイルスを破壊する（immune virolysis）
菊地浩吉著『免疫学図説』メディサイエンス社、1989より改変

　　adherence（IA）を起こすオプソニン作用により異物排除を行う。

③　その他の生物系反応にかかわり血液の凝固系などの調節も行っている。

④　細胞性免疫、免疫グロブリンの液性免疫の特異的免疫と非特異的異物排除機構に重

要な役割を果たし、生体防御機構の要になっている。

⑤　主要組織適合抗原系遺伝子座に関連して補体を構造的に支配する遺伝子座も見出されていてこれらが統一的に協同して生体防御にあたっている。

参考文献

［1］矢田純一『医系免疫学』改訂 15 版、中外医学社、503、2018
［2］菊地浩吉『免疫学図説』メディサイエンス社、90－101、1989

第六章

新型コロナウイルス細胞内侵入の防御機構

　全身の皮膚、口、鼻、眼そして消化管の粘膜には直接外界と接してウイルスなどの病原体が最初に侵入する部位のために特別な防御システムが存在している。

　直接外部にさらされる皮膚は角質で形成され、弱酸性で表面は常在細菌叢でおおわれ、病原体から守られている。

　粘膜には全身の免疫系から独立した《局所免疫》が存在し、ウイルスの感染初期のキラーT細胞や抗体が登場するまでの間、ウイルス侵入の最前線で自然に備わった自然免疫が戦っている。つまりウイルス侵入に対して感染上皮細胞は迅速に察知して炎症性サイトカインとインターフェロンを産生放出し、食細胞を招集しウイルス感染細胞を攻撃、貪食、処理させ、この間に次の段階のキラーT細胞と抗体の出現による獲得免疫を始動させウイルスの防衛を行う。

　免疫とは"疫から免れる"という意味で、免疫システムは「体内に侵入した細菌やウイルスなどを異物（自分以外のもの）として攻撃することで自分の身体を正常に保つ」ためのシステムで、排除すべき非自己と守らなければならない自分の組織である自己を認識し、無数に存在するウイルスと微生物の感染を防御、異物は無害化除去、自分以外の非自己の細胞侵入を拒絶、そして老廃組織除去・損傷組織修復を行う。

　「免疫が出来た」とは、特定の感染症にかかりその病原体に対する抵抗力ができ次の再感染時には発症しないか軽症で済む状態をいい、これはメモリー細胞として残された記憶B細胞が抗体を作り、記憶T細胞は細胞性免疫を迅速に稼働する状態にあるということである。

　免疫システムの仕事とは、
・ウイルス、微生物などの病原体からの感染を防御する
・異物、毒物の有害物を無害化して除去する
・他人の細胞侵入を拒絶する
・変異細胞や老廃組織を除去する
・障害を受けた組織の修復を行う
そして"一個人の正常な生活を維持する"ことである。

　自己個体を守るために「排除すべき非自己（自分以外）の目印」となる物質のことを"抗原"といい、免疫応答を引き起こす物質で、タンパク質や多糖類（ポリペプチド、脂質、核酸など）でできている。

　免疫を担当する細胞の主役はリンパ球で、細胞表面に鍵穴に相当する抗原受容体を表出し、「鍵」に相当する抗原（抗原のうち実際に抗体と噛み合い結合する部分をエピトープといい、エピトープと噛み合う抗体分子の部分をパラトープという）とぴったりかみ合う（エピトープとパラトープの結合は鍵と鍵穴のようで、これを厳密な1対1対応の特異的結合と

いう）ようになっている。

1．粘膜上皮のバリアー

　呼吸器への病原菌の感染侵入部の眼、鼻、口の粘膜上には体液の流れがある。その体液である涙、鼻水、痰、唾液が物理的に洗い流し、線毛細胞により体外排出している。

　体液中のムチンやサーファクタントは病原体と結合して動きを止め、食作用を受けやすくする。抗ウイルスタンパク質の殺菌物質で殺菌したりウイルスの細胞への付着を阻止し、ウイルスのエンベロープを破壊して増殖を抑制する。

　気道のウイルス感染の標的になる粘膜上皮細胞にはパターン認識受容体（TLR2）を表出し、ウイルス侵入を感知してβ―デフェンシン、カセリシジン、カルプロテクチンなどを産生しウイルスを撃退している。

　デフェンシンは18〜45個のアミノ酸からなる塩基性ペプチドで、ヒトではα、βの2種類があり、α―デフェンシンは食細胞内顆粒（リソソーム）に含まれていて貪食された細菌を殺菌し、腸内環境の恒常性を保っている。

　β―デフェンシンは呼吸器、口、などの粘膜上皮や皮膚に広く存在して感染の刺激で産生誘導されている。

2．細胞の中の内因性抗ウイルス因子

　感染初期（キラーT細胞や抗体はまだ出現していない）は細胞の内因性抗ウイルス因子やⅠ型インターフェロンとNK細胞が重要な働きをする。NK細胞は感染細胞傷害、インターフェロンγを産生してT細胞を活性化させ獲得免疫につなげる役目を担っている。

　内因性抗ウイルス因子は細胞内にウイルスに結合して増殖を抑制する因子として存在している［1］。

・TRIM5αはウイルスの核を包む外殻に結合してウイルス核酸の細胞質内への遊出を抑制する。
・ABOBEC3Gはウイルス核酸に変異を与え複製を抑える。
・SAMHD-1はウイルスRNAの逆転写を阻害する。
・IFITMはウイルスと細胞膜融合を阻止し感染を防ぐ。
・IFITはウイルスRNAに結合して翻訳を抑え複製阻止する。
・tetherinはウイルスの外殻に結合してウイルスの遊出を抑制する。

3．細胞内のエンドソーム(*)膜上のToll様受容体(**)（TLR）の働き

（＊）エンドサイトーシス：細胞膜を通過できない大きい分子を細胞内に取り込む場合（食作用など）、細胞表面が細胞内に嵌入して取り込むエンドサイトーシス（飲食作用）で形成された小胞をエンドソームという。従ってエンドソーム膜は細胞膜と同じ膜上受容体が存在する。因みに細胞内の物質を細胞外に放出するときエキソサイトーシス

という。

（＊＊）Toll様受容体（TLR）とは1997年に発見された病原体認識レセプターである。

　本来病原体の侵入に対してヒトの細胞にはパターン認識レセプター（PRR：pattern recognition receptorで病原体が持つ特有の構成成分pathogen-associated molecular pattern 〈PAMP〉を感知する受容体で認識して病原体排除の生体防御機構が発動される）が備わり侵入を検知している。ウイルスの外殻、細胞壁、DNA、RNAや自己のDNAが定位置にない異常を見つけ出している。

　PRRにはToll様受容体（TLR）、Nod様受容体、RIG-I様受容体などが知られている。

　病原体を認識する自然免疫の代表的センサーがTLRである。細胞内の小器官であるエンドソーム膜上に膜貫通タンパク質として存在し、エンドソーム内腔に取り込まれたウイルス由来の一本鎖RNA（インフルエンザウイルス、新型コロナウイルスなど）を認識し細胞内の核DNAを刺激しインターフェロンと炎症性サイトカインを産生してウイルスを排除する。

　TLRには9種類ある。

　TLR1、2、4、5、6は免疫細胞の膜上に発現していてTLR4はリポ多糖を、TLR5は細菌鞭毛フラジェリンを検知している。

　TLR3、7、8、9はエンドソーム膜上に発現している。

　TLR3はウイルス二本鎖RNA、TLR7は一本鎖RNAに、TLR8はウイルス一本鎖RNAが分解し生じたウリジンに、TLR9は微生物由来物質を検知する。

　各細胞がウイルス感染を受けるとTLR3、7、8、9で認識し、マクロファージと樹状細胞は一本鎖RNAをTLR7、8で認識してインターフェロンを産生してウイルスタンパク質合成を阻害、タンパク質合成装置リボソームを破壊し複製の阻止によりウイルス増殖を抑制する。樹状細胞のT細胞への抗原認識能が増強されNK細胞とキラーT細胞が増殖され、獲得免疫の誘導と増強がもたらされる。

　マクロファージの表面やエンドソーム膜上にある様々なTLRは多くのPAMPsに反応し貪食よりも殺菌物質の生成とサイトカイン（インターフェロン、IL-6、IL-12、TNF-α）を産生し、CD40、CD80、CD86、MHCクラスⅡの表出を増強活性化させる。

　樹状細胞にも多種多様なTLRを細胞表面に無数にそろえている。

細胞膜表面のPRR（パターン認識受容体）の病原体検知

　病原体に幅広く存在し、ヒトにはない物質PAMPsを食細胞は細胞表面に持つ様々なPRRで察知して食作用により細胞内に取り込み死滅させてサイトカインを放出し、仲間を活性化し招集する。

　産生されたサイトカインのうちIL-12はNK細胞とNKT細胞を活性化させる。PRRで病原体を察知すると樹状細胞はインターフェロンを産生し始めインターフェロンにより「イ

ンターフェロン応答遺伝子」にスイッチが入りウイルスを阻止するタンパク質（例：デサリンはHIVなどのウイルスが細胞から細胞へ移動するところを捕獲し、体内での拡がりを阻止する作用がある）を作り、ウイルスの細胞内侵入を防ぎ、ウイルスタンパク質合成装置の乗っ取りを阻止する。

　ウイルス感染細胞はTRAILレセプター（death receptor：死の受容体という、TRAIL：TNF-related apotosis inducing ligand）を細胞表面に表出しているが、インターフェロンの作用を受けたT細胞はTRAILを表出してTRAILレセプターと結合することによりウイルスに感染された細胞のミトコンドリアからATPエネルギー産生の電子伝達系に必須で重要な役割を果たしているチトクロームcがアポトーシスの時限装置のスイッチの役割をしていて、それが放出されてアポトーシスが誘導され感染細胞を死に至らせ個体を守ることになる。

インターフェロン

　多種多様な細胞から産生されるインターフェロンには17種類が確認され、その作用を受けた細胞は抗ウイルス分子を発現させて抗ウイルス作用を示している。

　インターフェロンα、β、γなどの種類があるが、アミノ酸の配列からI型、II型、III型に分類されている。

　I型（α、βインターフェロン）：ウイルスの感染を受けた細胞内のRIG-I、MDA-5でウイルスRNAをDAI、cGASでウイルスDNAを検知し産生する。

　マクロファージや樹状細胞のTLRでウイルスのRNAやDNAなど感知し刺激を受けると強く産生される。

　活性化B細胞を増殖させ、キラーT細胞とNK細胞の細胞傷害能を増強させる。

　II型（γインターフェロン）：マクロファージを活性化（MAF）し殺菌作用、腫瘍傷害作用、貪食作用を高める。

　MHCクラスIとMHCクラスIIの表出を増強しT細胞のMHCクラス分子の認識力も増強する。さらにマクロファージや樹状細胞からのIL-12産生を誘導する。

　III型（λインターフェロン）：粘膜上皮細胞から抗ウイルス分子を発現させる。粘膜のウイルス感染を調節する。肺胞のマクロファージ貪食能は低下し細菌処理不全によりウイルス感染後は細菌による感染を合併しやすい。

　ウイルス感染が長く持続すると「インターフェロンの産生が長引き」ウイルスに対する特異的獲得免疫のB細胞が減少し抗体の産生が抑制され、T細胞の機能も抑制され新型コロナウイルス感染の遷延化と再感染そして抗体形成能低下がもたらす重症化の可能性が考えられる。

　ウイルスも生き延びるためにあらゆる方法を利用して宿主免疫から逃れようとしているウイルスの免疫回避について矢田純一著『医系免疫学』改訂15版よりまとめてみる［2］。

ウイルスの免疫回避

① 抗原提示の阻害
抗原提示を阻止するウイルスタンパク質（VIPRs：viral protein interfering with antigen presentation）を産生して抗原ペプチド生成を阻害し、MHCクラスI、II分子への抗原ペプチド結合を阻止する。

② NK細胞、NKT細胞の阻害
NK活性化レセプターの作用を阻止する。

③ 共刺激分子の阻害
キラーT細胞やNK細胞の作用には共刺激が必要であるが、ウイルス感染細胞上の共刺激分子を低下させる。

④ 囮レセプターによるサイトカインの抑制
ウイルスは囮レセプターを作成しサイトカインに結合させてその作用を遮断する。

⑤ リンパ球の破壊
エイズウイルスによるCD4+T細胞の破壊、インフルエンザウイルスはB細胞に感染してB細胞をアポトーシスに導く。

⑥ ウイルス抗原変異
ウイルス抗原変異により中和抗体の作用を逃れる。
インフルエンザウイルスのヘマグルチニン、ノイラミニダーゼの亜型により中和抗体の無い亜型のウイルスが感染する。同じ亜型でも少しずつ遺伝子変異して新しい抗原を持つウイルスが出現して新たに感染する。CD8+T細胞、中和抗体の対応抗原が消失して他の抗原が出現してくる。
重感染があると新ウイルスと旧ウイルスとの遺伝子組み換えでエピトープを変化させる。

⑦ インフルエンザウイルスは宿主細胞の自己抗原に類似する抗原に変異して免疫反応から逃れる。

⑧ Toll様受容体、RIG-Iなどのパターン認識レセプターからのシグナルの阻害
インフルエンザウイルスのRIG-Iの阻害、新型コロナウイルスのRIG-I、MDA-5の認識を阻害する。

⑨ インターフェロンの作用阻止
インターフェロン受容体を破壊する、インターフェロンにより誘導される抗ウイルス因子を阻害する。

⑩ B細胞の機能障害

⑪ 補体活性化の阻害

⑫ ウイルス感染細胞の生存維持
ウイルスはウイルス感染細胞のアポトーシスを防ぎ生き延びようとする。

⑬　新型コロナウイルスが産生する NSP1 というタンパク質は宿主の RNA を分解し遺伝
　　情報の読み取り（翻訳）を阻害して宿主遺伝子発現を抑制し、宿主の抗ウイルス自
　　然免疫に必要なタンパク質合成を特異的にシャットダウンする。さらに宿主細胞の
　　I 型インターフェロン産生を抑制し生き延びる作戦をとっている。

　　このようにウイルスは生き延び複製を続けられるようにあらゆる手段を駆使し宿主の免
疫からの回避を行っている。

参考文献

［1］矢田純一『医系免疫学』改訂 15 版、中外医学社、570 － 571、2018
［2］矢田純一『医系免疫学』改訂 15 版、中外医学社、604 － 611、2018

第七章　新型コロナウイルス感染に対する免疫の始まり

　脊椎動物、無脊椎動物の全ての動物は生まれつき病原体を認識するパターン認識受容体を備えている。これらは体の細胞が核のDNAの遺伝情報に基づき病原体の一定部分（微生物の表面分子、リポ多糖など：分子パターンという）を認識できる受容体を作り細胞表面に表出して広く病原体の監視を行い、生体防御を行っている。これを自然に備わっている「自然免疫（先天性免疫）」といい、哺乳動物の免疫においてこの「自然免疫」の活性化こそが次にもたらされる「獲得免疫（後天性免疫）」の発現に極めて重要となる。

　新型コロナウイルスやインフルエンザウイルスなどのRNAウイルスに対する初期の生体防御システムには、特にミトコンドリアの存在が極めて重要となっている。ヒトの体を構成する1個の細胞（真核細胞）には核、小胞体、リボソーム、ゴルジ体、リソソーム、そしてミトコンドリアが細胞小器官として細胞質基質の中にそれぞれが独自に機能して生命活動を行っている。その中で地球上の太古の時代、無酸素状態の嫌気性細菌が主流であった頃に、光合成を行う酸素を発生するシアノバクテリアが出現して大量の酸素が水中に放出されるようになり、数億年の時間をかけて地球の大気中の酸素が20%まで増えてくると、酸素を使ってエネルギーを作ることの出来る好気性菌が出現するようになり、α-プロテオバクテリアが30億〜20億年前にミトコンドリアとして細胞内に取り込まれ、共生生活を営む原始的真核細胞となり、多細胞生物から人類進化にとってエネルギー産生工場として生命活動の根源として重要な役割を果たしてきたが、ウイルスが細胞内に侵入してきたことを感知し免疫の初動を始めに生体防御活動にも極めて重要な役割を担って来た。

　ウイルスが細胞内に侵入して来た時のウイルス感染のシグナル伝達は2つの経路で行われる（図13）。

① **Toll様受容体（Toll like receptor3：TLR3）を介した経路**

　インフルエンザウイルスの侵入は細胞膜の受容体であるシアル酸に結合すると細胞膜ごと細胞内に嵌入し、くびれて小胞を形成し細胞内に取り込まれるエンドサイトーシスで行われる、その時小胞の膜表面に表出しているTLR3でインフルエンザウイルスの外殻が壊れて飛び出したRNAを感知してそのシグナルを細胞の核のDNAに伝える経路。

② **細胞内のRNAセンサーのタンパク質RLR受容体（RIG-I-like receptor）を介した経路**

　細胞内RNAセンサータンパク質にはRIG-I（retinoic acid-inducible gene I）又はMDA-5（melanoma differentiation-associated gene 5）があり、二つ合わせてRIG-I-like receptorといい、新型コロナウイルスが細胞膜のACE2に吸着し細胞膜と融合破壊してウイルスRNAが細胞質内に放出される場合と、小胞内のインフルエンザウイルスが小胞膜と融合しウイルス外殻のM2タンパク質がイオンチャンネルとなり、小胞内の酸

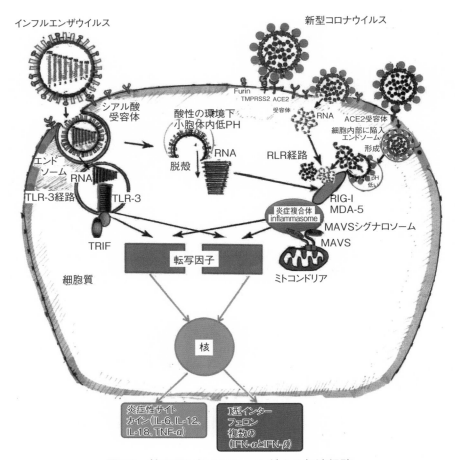

図13　抗RNAウイルス・シグナル伝達経路

細胞内のウイルスはミトコンドリアのMAVSによるインターフェロンと炎症性サイトカイン産生による自然免疫の防御反応の誘導と感染細胞のアポトーシスによりウイルス増殖防止と樹状細胞とマクロファージの食作用増強の抗原取得により獲得免疫への橋渡しを行う。細胞のエネルギー産生と免疫システムの要となる［ミトコンドリア］の増強が新型コロナウイルスを乗り越えた健康寿命100歳以上の体つくりに最も大切である。

性により活性化しウイルス外殻と小胞膜の癒着部が破壊されてウイルスRNAが細胞質内に放出される場合に、ウイルスRNAをRLR受容体で感知し、ミトコンドリアの膜上に表出するMAVS（Mitochondrial Antiviral Signaling）はミトコンドリア外膜に局在する内在性膜タンパク質で（ミトコンドリアのDNAではなく細胞内の核のDNAにコードされ支配を受けて種々の細胞や組織で広範囲に発現している）、MAVSシグナロソームと呼ばれる巨大なタンパク質複合体を形成することによりRLR受容体でウイルスRNAを感知したシグナルを核のDNAに送り、抗ウイルス免疫応答を行う。この免疫応答を活性化するのはミトコンドリアが発生する活性酸素である。

①と②のシグナル伝達経路によりウイルス侵入のシグナルがDNAにスイッチを入れ抗

ウイルスの中心的役割を担うI型インターフェロン（複数のIFN-αとIFN-β）と炎症性サイトカイン（IL-6、IL-12、IL-18、TNF-α）を産生するが、ミトコンドリアの絶え間ない融合と分裂のダイナミックス（ミトコンドリア・ダイナミクス）、つまりこのミトコンドリア・ダイナミクスがMAVSを介したウイルス侵入を敏感に感知して、ウイルス侵入の最初の防衛と免疫を始動させるために重要な役割を果たしていると言える。

ミトコンドリアの生命活動への役割

　ミトコンドリアは外膜と内膜の二重膜構造をしている。その中にミトコンドリアの遺伝情報としてミトコンドリアRNA（mtRNA：16500塩基対）があり、「電子伝達系」に関する13種類のタンパク質をつくる遺伝情報が記され、ミトコンドリアの「内呼吸」活性に関与している。

　ミトコンドリアの働きはエネルギーとしてのATP（アデノシン三リン酸）を産生しアポトーシスを起こし、細胞内のカルシウム濃度の恒常性を保ち、脂肪酸β酸化やRNAウイルス感染に関する細胞内自然免疫応答などと多岐にわたっている。細胞内RNAセンサーRIG-Iはウイルスに結合するとウイルスのRNAポリメラーゼを阻害して直接ウイルスの複製を阻止している。

　ウイルスに感染された細胞が産生したインターフェロンによりNK細胞の活性が高まり同時に感染された細胞はMHCクラスI分子の表出を低下し傷害活性が亢進したNK細胞はウイルス感染細胞を粉々に破壊し、同時にインターフェロンによりT細胞も活性化されキラーT細胞の出現を促し獲得免疫の始動につながってくる。ウイルス感染細胞により産生される炎症性サイトカインで招集させられたマクロファージと樹状細胞は食作用が亢進しウイルス感染細胞を貪食し細胞質内のNOD2（nucleotide binding oligomerization domain2）パターン認識レセプターでウイルス一本鎖RNAに反応し、細胞内の感染や傷害などの危険シグナルに応答して炎症反応を引き起こす巨大複合体（インフラソーム inflammasome：NALP3・ASC・Caspase Iによる巨大複合体）を形成し、IL-1β、IL-18を産生し自然免疫による防御反応を導いている。因みにこのインフラソームは尿酸結晶やコレステロール結晶により刺激されると炎症が惹起され、痛風発作（足の関節特に足の親指第1趾に激痛を伴う発赤腫脹で、治療にステロイド剤やコルヒチンを特効薬として使用し、炎症の白血球や好中球の働きを抑制し痛風発作を抑える。従って発作の時に尿酸を抑える薬剤の投与は発作を助長する）や血管内の炎症反応を引き起こし、動脈硬化をもたらす原因になっている[1]。しかしこのインフラソームの機能が低下している高齢者ではインフルエンザウイルスや新型コロナウイルス感染の重症化と死亡の増加の原因の一つとも考えられている。因みにIL-1βとIL-18は感染細胞の解糖酵素を分解することにより細胞の栄養を阻害してウイルス複製の防御となっている。

　MAVSはウイルス非感染状態ではミトコンドリア膜上に高分子の複合体を形成して種々

の阻害因子により不活性状態に保たれている。これは他のミトコンドリアを構成するタンパク質と同じように細胞の核のDNA遺伝情報に基づいて作られ、種々の細胞に広く発現している。

ウイルスが細胞に感染すると細胞内RNAセンサー分子に変化が起き巨大なシグナロソームで抗ウイルス免疫応答を行うが、この時ミトコンドリアの膜電位（低下は抗ウイルス応答の低下）、絶えず行われているミトコンドリア同士の融合（融合能を傷害すると抗ウイルス応答能が障害される）、ミトコンドリアの活性酸素の上昇（抗酸化剤投与でI型インターフェロン産生抑制）などの「ミトコンドリアの生理的機能」がMAVSを介した抗ウイルス応答や自然免疫に対して大きな影響を及ぼしていると言える。

ミトコンドリアの細胞のエネルギー産生工場としての役割（図14）

ヒトの体は内分泌系、神経系、免疫系のシステムで連携を取りながら一瞬も滞ることなく全体のバランスを保ち続け、病気や外敵と戦いながら生命活動を行っている。この均衡を保ちながら免疫系のシステムだけ機能を上げることは全体のバランスから難しいことであるが、一つ一つの細胞がきちんと機能を発揮することが重要である。免疫細胞が機能を発揮するということは、細胞表面のレセプターを産生・表出、分化・増殖し移動などの活動がきちんと確実にしっかり行われることであるが、そのためには細胞一個一個が生き生きと元気に活動出来るエネルギーが十分に供給され続けなければならない。そのエネルギー源は毎日摂取する食物と呼吸で得られる酸素で、ミトコンドリアが作り出すエネルギーのATP（アデノシン三リン酸）がつくられ、生命を維持するために必要不可欠の「すべての細胞の共通エネルギー通貨」と呼ばれているエネルギー物質が生命活動のエネルギーである。

食べた食物は口から食道、胃を経て小腸に至り、殆ど小腸から吸収される。食物の中の炭水化物は小腸に到達する間にオリゴ糖（単糖が数個〜数十個連なった分子）に分解されて、小腸上皮細胞の消化酵素により最も小さい糖のグルコースまで分解されて、小腸上皮細胞に取り込まれると毛細血管から吸収されて門脈を通り肝臓に入り、一部がグリコーゲン（200gが限度で、余分に取り込まれ過ぎると脂肪に変えられ皮下脂肪として貯留する）として蓄えられ、ほかのグルコースは肝静脈を通過して心臓から全身にわたり毛細血管からグルコースの形で一個一個の細胞に送り届けられエネルギー ATPのもとになる。

脂肪の吸収はモノグリセリドと遊離脂肪酸にまで消化されて小腸上皮細胞に取り込まれ、細胞内の脂肪酸と反応してトリグリセリドが合成され細胞内で集合して脂肪滴を形成し、細胞内のリポタンパク質に包まれキロミクロンを作り小腸上皮細胞内から細胞外に放出され、リンパ細管に取り込まれ胸管に至り、鎖骨下静脈から心臓に行き全身に送り込まれる。短鎖と中鎖脂肪酸は直接毛細血管から門脈経由で肝臓へ運ばれ全身にいきわたる。

タンパク質はアミノ酸やポリペプチドに分解され、小腸上皮細胞から直接取り込まれて

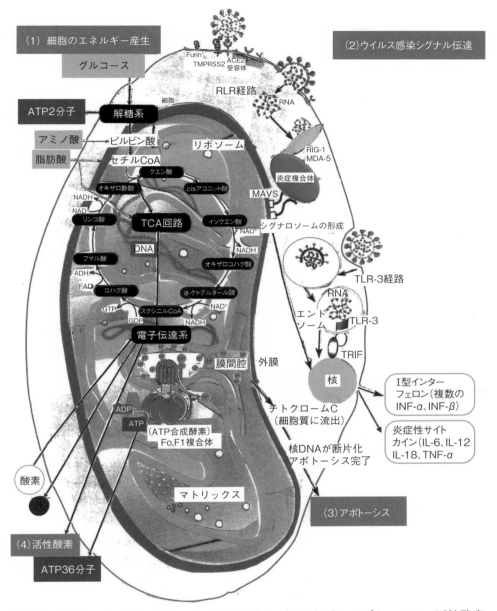

図14　細胞のエネルギー産生、ウイルス感染シグナル伝達、アポトーシス、活性酸素

毛細血管から門脈経由で肝臓に行き、心臓から全身に運ばれる。
　炭水化物から分解されたグルコースは細胞質の細胞基質（サイトゾル：細胞質で細胞小器官を除いた部分）の中に入り、酸素の働きにより「ピルビン酸」に変換され、ミトコンドリア内膜に囲まれたミトコンドリアマトリックスの中に入り、ピルビン酸は分解され二酸化炭素、水素イオン、電子が放出される。

水素イオンは膜間腔にくみ出され濃度が上がり、濃度の低いミトコンドリアマトリックスにもどるときにATP（アデノシン三リン酸）を作り出し、エネルギーを産生している。

　これらの一連の反応には酸素が必要で、ATPの合成過程で二酸化炭素を排出している。

　ミトコンドリアには核膜の無い染色体（DNA）があり、現場で決断を下すコントロール司令部として働き自らのタンパク質も作り出すが、大部分は細胞の核内DNAにより作られ増殖、機能は核により制御されミトコンドリアの内膜には150〜200mVの電位差があり、この膜電位を適度の範囲内に調節するためにも遺伝子の働きが必要となっている。

　ミトコンドリアはエネルギー産生に伴い絶えず酸素を消費するためにその副産物として活性酸素を放出し、細胞のタンパク質、脂質、核酸などへの酸化ダメージが蓄積されてミトコンドリアの働きが弱まり、体に悪影響を及ぼすことになる。しかし人類の巨大化に伴いラジカルスカベンジャーと総称される還元物質としてカタラーゼ、グルタチオン、スーパーオキシディスムターゼ［SOD］、チオレドキシムなどの酵素の機能が高まり、酸化ストレスを軽減するように進化して来た。

　ミトコンドリアはミトコンドリア同士の融合、分離、移動などを行うダイナミクス機能により傷ついたミトコンドリアを修復し、修復不能と判断すれば計画的に死をもたらす（アポトーシス）など、細胞の品質管理も行っている。

　細胞の中にミトコンドリアは300〜500個近く存在するが、臓器の生理的状態により1000個近くに増加し、形は変幻自在で定まらず細胞内を活発に動き回り、この動きが鈍化してくると細胞の死が近いことを示し、ウイルスに感染された細胞のミトコンドリアは個体を守るために感染細胞のアポトーシスを誘導して個体を守っている。

　ミトコンドリアに産生されたエネルギー ATP は90％が体のタンパク質、核酸、多糖類などの生体のために使われ、そのうち88％がタンパク質合成に使われている。

　ミトコンドリアでブドウ糖が二酸化炭素と水に分解されると45％はATP産生に、55％は熱に変換されて体温を作り出している。

　呼吸は肺から酸素を取り入れ二酸化炭素を放出する「外呼吸」を行い、肺から得られた酸素を血中ヘモグロビンンに酸素を結合させて血管の中を、川の豊かな水路を船で行き来するように、豊富な血流にのり血管の中を通り全身の隅々までいきわたり、一つ一つの細胞がエネルギー ATP産生の過程で酸素を取り入れ二酸化炭素を排出する「内呼吸」を行い、豊富な血流にのり肺に送り届けて肺胞の中で新しい酸素を取り入れ二酸化炭素を排出している。運搬のための血流を保つためには水の補給が大切であり、喉の渇きや熱中症対策のこまめな水分補給は全身の運搬交通網の保全という意味合いで、非常に重要である。大雪や大地震で高速道が遮断されると瞬く間のうちに生活に支障が出るように、まさに体に水不足が起きると血流の交通網が遮断されて生命活動が出来なくなるために、喉が渇いた時だけでなく特に高齢者は喉の渇きの感覚も低下しているから、決まった時間での定期的な水分補給が必要であり、命にかかわる大切なことである。

　成人の体重の60〜65％は水からなり、この水の3分の1は細胞外液で3分の2は細胞内液

である。

　細胞外液の水により体の末端まで酸素、栄養、ホルモン、リンパ球などを運び老廃物や過剰物を体外に排出する役目を持ち、汗として熱を放散させて体温調節し、細胞内では水を利用して化学反応が行われ、水により生命活動が可能になっていると言える。

　従って1日1〜1.5L以上の水（お湯などでもいいがお茶・コーヒー・紅茶などは含まれない）を食事以外に摂り、交通網を保全しなければならない。

　血管の交通網を利用して血流に乗り運ばれてきたブドウ糖、脂肪酸、アミノ酸が細胞内の細胞基質に取り込まれることになるが、ブドウ糖の場合、細胞内に取り込まれるとまずブドウ糖分解が始まり、ピルビン酸まで代謝されると2分子のATP（2分子のATP）がつくられる「解糖系」のプロセスが始まる。ピルビン酸はミトコンドリアの内膜に囲まれたマトリックスのなかでピルビン酸から1分子のCO_2が放出されて残りの2分子の炭素化合物はCoA（補酵素A）と結合してアセチルCoAに変えた後、オキザロ酢酸に取り込まれてクエン酸を作りCO_2を放出し大量のH^+を産生する「クエン酸回路」がミトコンドリアのマトリックスで行われ、2分子のエネルギー ATPが生成される。

　「クエン酸回路」とは最初の代謝産物がクエン酸であることからつけられた名称であるが、現在は「TCA回路：tricarboxylic acid cycle」と呼ぶのが一般的である。アセチルCoAのアセチル基がオキザロ酢酸に取り込まれてクエン酸になり、以降9種類の有機酸に次から次に変化して行き、また元のオキザロ酢酸に戻るというサイクルを生きている限り延々とまわり続ける地味で孤独な作業が細胞の中で行われている。

　次の行程のミトコンドリアの最終経路として最重要の「電子伝達系」のプロセスとなり複合体I〜IVの四種類から構成される。

複合体I：NADHがNAD$^+$に酸化され、その結果CoQ（コエンザイムQ）を使い二個の電子e$^-$あたり四個の水素イオンH^+がマトリックスから膜間腔に排出する。

複合体II：TCA回路のコハク酸からの二個の水素イオンと二個の電子をCoQに伝え、結果四個の水素イオンが膜間腔に排出される。

複合体III：チトクロームbに二個の電子を渡し二個の水素イオンを膜間腔に排出する。

複合体IV：電子を伝達する最後の複合体で呼吸により取り入れられた酸素分子O_2がマトリックスの水素イオンH^+と結合して水H_2Oが生成され、食べ物からの栄養素と呼吸からの酸素が合流することになる。この複合体IVがうまく働かないと電子がマトリックスや膜間腔に漏れ出し近くの酸素分子を還元し活性酸素が発生することになる。

　活性酸素はミトコンドリアがスムーズに働いているかを知る指標になり、活性酸素が多くなるとアポトーシスを引きおこしミトコンドリアは融合と分裂することにより細胞の品質管理を行う。

　内膜にはエネルギーの産生装置である「ATP合成酵素」が無数に散りばめられていて、膜間腔に蓄えられた水素イオンを三分子マトリックスに戻す時のエネルギーを使って一分子

のATPを作り出している。

　ミトコンドリアマトリックスの水素イオンは膜間腔へとくみ出され、膜間腔の水素イオン濃度が上がり水素イオン濃度が低いミトコンドリアマトリックスにもどろうとする。その際内膜に組み込まれた「ATP合成酵素（FOF1）複合体」を通過する時、ATP合成酵素の一部は回転運動を行いADP（アデノシン二リン酸）にリン酸が付け加えられエネルギーであるアデノシン三リン酸・ATPを合成する。回転運動を行うことによりエネルギーを変換する様子はまるで「発電機」のようである［2］。その結果グルコース1分子に対して電子伝達系で最大34分子のATPが、解糖系で2分子のATPと「TCA回路」で2分子のATPが、ミトコンドリア呼吸の全過程では最大38分子のATPが作られることになる［3］。

　［呼吸の全体式］：$C_6H_{12}O_6 + 6O_2 + 6H_2O$　　→　　$6CO_2 + 12H_2O + 38ATP$（最大）

参考文献

［1］小柴琢己「ミトコンドリアと抗ウイルス免疫」生化学85、336－344、2013
［2］Newton別冊『ゼロからわかる　細胞と人体』ニュートンプレス、22－23、2020
［3］米川博通『生と死を握るミトコンドリアの謎—健康と長寿を支配するミクロな器官』技術評論社、109－119、2012

第八章　新型コロナウイルスを攻撃する獲得免疫

免疫の主役はリンパ球

　個体は細胞一つ一つの集合体で免疫系、内分泌系そして神経系と3つの系が密接に連携し合って全体が統括制御されている。神経系では神経線維のネットワークで情報は伝えられ、内分泌系では内分泌臓器から産生されるホルモンが血中に入りレセプターを持つ細胞に働きその細胞を稼働させている。そして免疫系では神経細胞の100倍の可動性のあるリンパ球が互いの接触を通して情報伝達を内分泌のホルモンのようにサイトカインがレセプターを介して細胞に作用して活性化させているが、免疫系は細胞と細胞が接近することにより微量なサイトカインで効果的に作用している。免疫系とはリンパ球とリンパ球から産生される抗体分子で構成されている。免疫臓器としては骨髄、胸腺、リンパ節、脾臓がある。リンパ球は免疫の主役で、全身には1兆個のリンパ球と10の20乗個の天文学的数の抗体分子が全身の臓器を浸し、血管やリンパ管を通って全身をくまなく巡回している。そして100万個のリンパ球と10兆個ほどの抗体が絶えず新しく産生され、これは無数に存在する抗原に対処するために無数に近い抗体を作って対応をしている［1］。

　免疫応答の主役細胞であるリンパ球は由来と機能により胸腺（Thymus）依存リンパ球と、嚢（Bursa）相当器官依存リンパ球に分けられT細胞系、B細胞系と呼ばれ、T細胞は細胞性免疫、B細胞は液性免疫の抗体産生に関係し、T細胞はB細胞を介助したり、抑制したり免疫反応を調節している。T細胞とB細胞の区別はそれぞれの抗原レセプターにより行われ、B細胞の抗原レセプターは細胞表面の免疫グロブリンで、Bは鳥類のBursa of Fabricius（ファブリキウス嚢）で作られ哺乳類では骨髄でつくられ、Bone由来のB細胞となっている。

　リンパ球は骨髄の造血器の幹細胞から作られるが、リンパ球の前駆細胞の一部は未成熟な状態で胸腺に前T細胞として移動し、分化・増殖して自己の細胞や組織に反応するT細胞は排除されて自己以外の全ての抗原に反応するように教育され、分化（細胞表面にCD4かCD8分子を表出するように分化・成熟する）・増殖してT細胞となる。B細胞は骨髄の中でそのまま分化、成熟する。B細胞も自己抗原に反応するリンパ球は成熟の過程で積極的に取り除かれている（図15）。

　リンパ球にはその他NK細胞、NKT細胞、ILCなどがある。

　骨髄の造血器の幹細胞から他にも赤血球、顆粒球（好中球、好塩基球、好酸球）、単球（マクロファージ）、樹状細胞、巨核球などがつくられる。

　T細胞とB細胞は抗原と反応すると活性化するが、細胞表面のそれぞれの抗原レセプターは自然界の無数にある抗原1種類、一つの抗原にしか反応できない。B細胞の抗原レセプターはB細胞レセプター（免疫グロブリンでできていて細胞から遊離放出されたものを

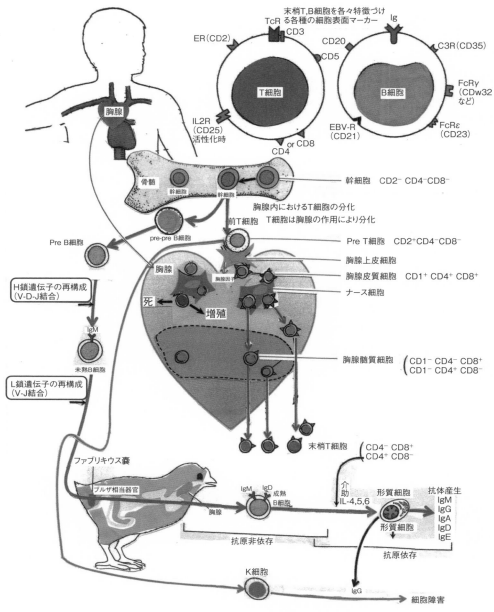

図15　リンパ球の分化（Ｔ細胞、Ｂ細胞）

抗体という）を、Ｔ細胞の抗原レセプター（2本のポリペプチド鎖でできている）はＴ細胞
レセプターを表出している。

　外敵侵入直後の最前線では自然免疫が、標的を特異的に攻撃する獲得免疫が始動するま
での間を外敵と戦うことになる。

自然免疫から獲得免疫の始動

　獲得免疫の始まりは、T細胞が抗原提示細胞から抗原情報を受け取ることから始まる。

T細胞の抗原との反応

　ウイルスに侵入された感染細胞は細胞質内や細胞小胞体膜上のセンサーにより侵入を察知し、その刺激が遺伝子に伝わり炎症性サイトカインとインターフェロンが産生される。炎症性サイトカインによりマクロファージや樹状細胞は招集され、インターフェロンによりNK細胞、マクロファージ、樹状細胞は活性化し、NK細胞はインターフェロンγを産生しマクロファージが活性化され、食作用が増強し樹状細胞も食作用と抗原取得・提示能が増強される。

抗原提示細胞（樹状細胞、マクロファージなど）のT細胞への抗原提示の仕方（図16）[2]

　①　［外来性抗原］
　　　外来性抗原の場合はMHCクラスII分子に処理された抗原ペプチドを結合させて提示。
◎外来性抗原→MHCクラスII分子→CD4$^+$（ヘルパー）T細胞（重要事項）。
　ウイルスに感染されると細胞の表面にPAMPs（病原体が普遍的に持つ分子パターン）や死細胞由来のDAMPs（死細胞が放出する分子パターン）を表出する。これをPRR（パターン認識受容体）で感知した抗原提示細胞は活性化され、同時に捕捉レセプターで認識して細胞膜に包み込み小胞状態にして細胞内に取り込み（エンドソーム）小胞内で外来性抗原物質を抗原ペプチドに分解し、小胞体の中に存在しているMHCクラスII分子に結合し細胞表面に移動して表出し、CD4$^+$（ヘルパー）T細胞との結合を待つ。
　②　［内因性抗原］
　　　ウイルスなどの内因性抗原の場合はMHCクラスI分子に処理したペプチド抗原を結合し、細胞表面に表出提示しCD8$^+$（キラー）T細胞との結合を待つ。
◎内因性抗原→MHCクラスI分子→CD8$^+$（キラー）T細胞（重要事項）
　細胞内で合成されたウイルスタンパクや自己構成成分のタンパクなどによる内因性のペプチドは細胞質の中に存在するプロテアソームという巨大酵素で適当な大きさのペプチドに分解され、TAP分子を介し小胞体内に運ばれMHCクラスI分子に結合して細胞表面に移動して表出される。
◎成熟T細胞は表面にCD4$^+$（ヘルパー）か、CD8$^+$（キラー）分子のいずれかを持っている（重要事項）。

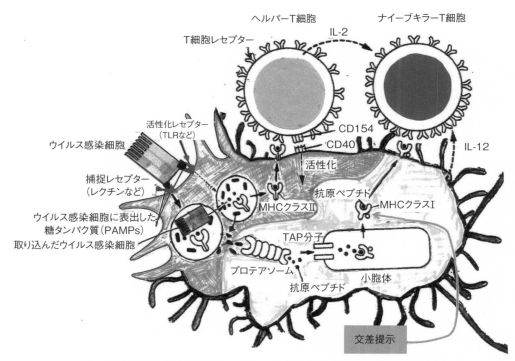

図16　Ｔ細胞の抗原認識、ヘルパーＴ細胞とキラーＴ細胞の誘導

キラーＴ細胞の誘導
抗原提示細胞はウイルス感染死滅細胞を捕捉レセプターと活性化レセプターにより細胞内に取り込みウイルス抗原物資を抗原ペプチドに分解しMHCクラスⅡに結合し細胞表面に表出CD4⁺ヘルパーＴ細胞はMHCクラスⅡと抗原ペプチドとに反応してIL-2を産生する、この時Ｔ細胞表面のCD154と抗原提示細胞のCD40が結合して抗原提示細胞はIL-12を分泌する。
細胞内に取り込まれたウイルス抗原の一部が細胞内に漏れ出てプロテアソームにより抗原ペプチドを作成してTAP分子を介し小胞体内に送り込まれ、そこでMHCクラスⅠと結合して細胞表面に表出（交差提示）し、ナイーブキラーＴ細胞と結合してIL-2とIL-12により活性化されたエフェクターキラーＴ細胞の分化する。

・CD4⁺Ｔ細胞はMHCクラスⅡ分子と結合する。

・CD8⁺Ｔ細胞はMHCクラスⅠ分子と結合する。

　外来性抗原はMHCクラスⅡ分子により→CD4⁺Ｔ細胞（ヘルパーＴ細胞）へ提示される。

　内因性の抗原はMHCクラスⅠ分子により→CD8⁺Ｔ細胞（細胞傷害性、キラーＴ細胞）へ提示される。

③　交差提示（重要事項）

・内因性の抗原物質が細胞外に遊出して樹状細胞、マクロファージが取り込み外来抗原としてMHCクラスⅡ分子で提示する場合。

・樹状細胞が取り込んだ外来性抗原ペプチドがエンドソーム（小胞体）内から細胞質内に流出し内因性抗原になり、プロテアソームの分解処理を受けた後に小胞体のMHCクラスⅠ分子に結合して細胞表面に移動して提示することもあり、外来性抗原をMHCクラスⅠ分子で提示する場合（細胞傷害性Ｔ細胞で破壊除去するために必要）。これを

交差提示（cross presentation）という。

　ウイルス感染細胞から得られた外来性抗原ペプチドと結合したMHCクラスII分子を表出した樹状細胞は、近くの所属リンパ節へ移動してT細胞（ナイーブT細胞を活性化できる抗原提示細胞は樹状細胞）に抗原提示する。

ヘルパーT細胞とキラーT細胞の登場 [3]

　外来性のウイルスの抗原ペプチド(*)を作成して小胞体内で作られたMHCクラスII分子の溝（$25Å \times 10Å \times 11Å$）にウイルス抗原ペプチド（アミノ酸数10〜30個、多くは15個）を乗せてリンパ組織で待機しているナイーブT細胞に提示すると、ナイーブT細胞はヘルパーT細胞（CD4$^+$T細胞）に分化しIL-2を産生する。細胞表面に表出するCD154は抗原提示細胞のCD40分子の刺激を受け活性化され、抗原提示細胞からIL-12が産生される。抗原提示細胞のMHCクラスI分子の溝に乗せられたウイルス抗原ペプチド（アミノ酸数8〜11個、多くは9個）を交差提示されたナイーブキラーT細胞（CD8$^+$T細胞）が結合してヘルパーT細胞からのIL-2と抗原提示細胞からのIL-12の作用を受けてエフェクターキラーT細胞に分化する（細胞分裂で5〜8日間で1万倍に増殖し、仕事が終わると90%はアポトーシスで死滅する）。

＊ウイルス抗原ペプチドはアミノ酸数で10個程度とすれば大きさは1nmである、ウイルスの大きさが$0.2\mu m$（200nm）でウイルスの200分の1の大きさが抗原の大きさということになる。

　ここに獲得免疫の主役であるエフェクターキラーT細胞の登場となる（図17）。
◆T細胞の亜群の分類
　他の細胞の働きを助ける役目のヘルパーT細胞、更にヘルパーT細胞の働きを抑制するサプレッサーT細胞、又は制御するレギュラトリーT細胞があり、B細胞の抗体産生やキラーT細胞の働きを制御している。
　T細胞はその働きによりT細胞亜群（T細胞サブセット）として分類される。
　Th1細胞：インターフェロンγ、IL-2を産生しマクロファージを活性化しキラーT細胞の発現助長する（細胞性免疫に関与）
　Th2細胞：IL-4、IL-5、Il-13を産生しB細胞抗体産生を助ける（液性免疫に関与）
　Th-3細胞：TGF-βを産生し免疫抑制する
　Th-17細胞：IL-17を産生し炎症を惹起する、細菌、真菌防御（好中球を活性化する）
　Tr1細胞：IL-10を産生し免疫を抑制する
◆MHCクラス分子
　MHCクラス分子とは単細胞から多細胞動物への発達段階で他の個体細胞が紛れ込まないように自分の細胞と他の個体の細胞とを区別する目印の物質として発生したものであ

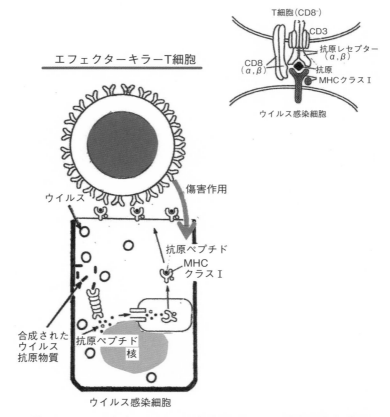

図17 エフェクターキラー T 細胞のウイルス感染細胞の破壊

ウイルスに感染された細胞がウイルス抗原ペプチドを作成してMHCクラスI分子に結合して細胞表面に表出する
それに対してエフェクター T細胞は反応して感染細胞の細胞膜にパーフォリンで孔を開けグランザイムAを注入し
て核を傷害し破壊する、これはNK細胞の破壊方法と同じである。
矢田純一著『医系免疫学』中外医学社 改定15版 より改変

る。

　自己細胞のMHCクラス分子ときっちりかみ合う抗原レセプターを持つT細胞（自己を攻
撃するために）は胸腺の発達の段階で消滅させられている。

　MHCは大きく2つに分けられ、クラスI分子とクラスII分子がある。

・MHCクラスI分子：ほとんどの組織の細胞に存在するのはMHCクラスI分子でT細胞
　の細胞表面のCD8分子（CD8+T細胞：キラー T細胞）に結合する。
・MHCクラスII分子：抗原提示細胞（樹状細胞、マクロファージ、B細胞、上皮細胞な
　ど）はMHCクラスII分子を持ちT細胞のCD4分子と結合する。

樹状細胞のみがナイーブT細胞に抗原を提示する。

ウイルス感染細胞の破壊

①　獲得免疫の主役のエフェクターキラーT細胞はウイルス感染細胞がMHCクラスI分子に結合させた抗原ペプチドに反応して活性化し、感染細胞の細胞膜をパーホリンで孔を開けグランザイムAを孔から放出して細胞の核を傷害させ感染細胞を破壊するが、この傷害方法はNK細胞と同じである（図18）[4]。

　一個のキラーT細胞は1日に2〜16（平均4.5）個の標的細胞を傷害できる。1個の標的細胞に3個以上のT細胞が50分以上接触すると傷害作用はより強力になる。

　獲得免疫の特異的細胞性免疫の確立である。

②　B細胞によるウイルスに対する抗体産生（図19）

　もう一つの獲得免疫である液性免疫はウイルス抗原の摂取から始まる。ウイルス抗原にB細胞の抗原レセプターが結合するとB細胞は活性化され細胞内に陥入させエンドサイトーシス（小胞体を形成して）で抗原を取り込み、小胞の中でMHCクラスII分子に抗原を結合させてB細胞表面に表出し、同じ抗原で既に活性化され分化したヘルパーT細胞が反応してヘルパーT細胞から分泌されるサイトカインとB細胞表面のCD分子がヘルパーT細胞表面のCD分子と結合して共刺激になり、B細胞からのサイトカインでT細胞が活性化

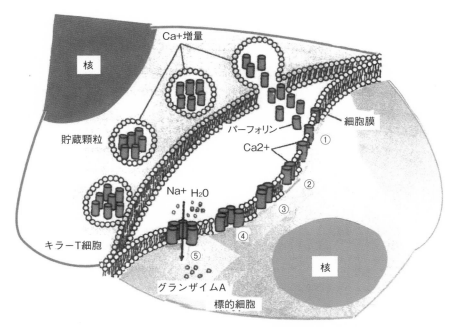

図18　キラーT細胞（NK細胞）の標的細胞の傷害方法

細胞質のCa^{2+}レベルの増加でパーフォリンは
①標的細胞膜に結合→②脂質二重膜中に挿入→③重合→④集合→⑤円柱状の孔を形成→⑥この孔よりNa^+、H_2Oと共にグランザイムAが侵入し標的細胞を傷害する、あるいは増殖抑制する。
菊地浩吉著『免疫学図説』メディサイエンス社、1989より改変

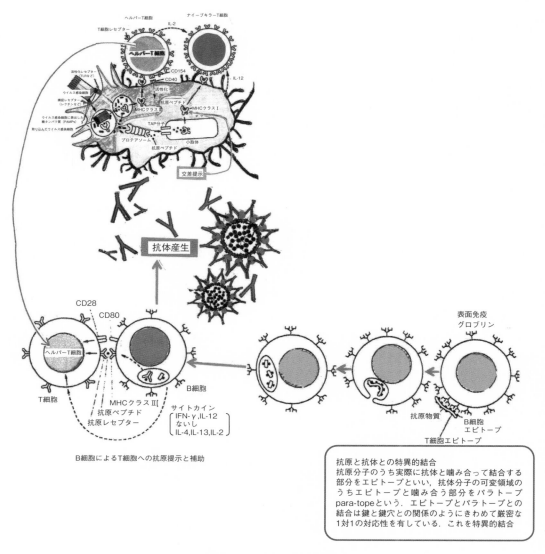

図19　B細胞の抗体産生

*B細胞の抗体産生
B細胞の表出する免疫グロブリン（B細胞受容体）にて抗原を捕えてB細胞の表出するMHCクラスⅡ分子に結合させてウイルス抗原を、同じ抗原で分化していたヘルパーT細胞が受取り活性化しIL-4を産生しB細胞を刺激し同時にヘルパーT細胞のCD28とB細胞のCD80が結合して共刺激によりB細胞からサイトカイン（インターフェロン―γ、IL-12など）でT細胞が活性化され接触型cognateの相互作用で抗体産生、増殖する。
矢田純一著『医系免疫学』改定12版　p194　2011より改変

され正のフィードバックとなりB細胞も活性化され抗体産生細胞に分化、増殖し抗体産生を行い、さらに記憶細胞へと分化が進み再感染にも備える。
　このようにして作られた抗体はウイルスに結合してそれを無害化する中和抗体（ウイルス表面の抗原に対して作られる）となるが、中和抗体は主にIgGクラスに属していて抗体の結合を受けたウイルスは細胞への接着能力を失うか、中和抗体に結合されたウイルスは

細胞内に侵入出来たとしても複製過程に入ることが出来ず不活化される。又ウイルスは補体が付着する抗体に結合されると補体が活性化しウイルスを崩壊させる（immune virolysis）。

　抗原と反応したＴ細胞の産生するインターフェロンγはマクロファージを活性化させ殺菌、腫瘍傷害作用を高めマクロファージ活性因子（MAF：macrophage activating factor）として作用し、Ｉ型インターフェロン産生によりウイルスの増殖を抑制しキラーＴ細胞とNK細胞の細胞傷害活性を増強させ、さらにキラーＴ細胞の分化とＢ細胞の分化の誘導を促すことになる。

　しかしウイルスの持続感染によりインターフェロンの産生が持続すると、

・ウイルス特異的抗体産生Ｂ細胞が減少して抗体産生は抑制される。

・キラーＴ細胞はNK細胞のパーホリンによる傷害を受け、キラーＴ細胞の細胞傷害作用は抑制される。

◎IL-10が産生されてＴ細胞が抑制され免疫能は低下することになる。（重要事項）

Ｂ細胞の分化と抗体産生の仕組みについて

　ウイルス抗原に対して抗体を作るＢ細胞は骨髄由来で、未熟なＢ細胞は１日１億５千万個が生成され10％が成熟し末梢リンパ組織に供給されている。Ｂ細胞は１種類の抗原と１対１対応の免疫グロブリンを細胞表面に抗原レセプターとして表出している。

　Ｂ細胞は抗原レセプターが抗原に結合することにより刺激され、Ｔ細胞の補助で抗体産生細胞に分化（形質細胞）し抗体を産生するようになる。

　１個のＢ細胞は１種類の抗原レセプターを持つので、抗原が侵入してくるとそれに対応するレセプターを持ったＢ細胞のみが反応、増殖し抗体産生細胞に分化して細胞表面の免疫グロブリンの抗原レセプターと同じ抗体を大量に産生し、レセプターとして細胞表面に表出し、さらに抗体として放出する。

　Ｂ細胞表出分子はpre-B細胞から未熟な段階では細胞表面にCD19が出現し、pre-B細胞ではCD20を、未熟Ｂ細胞ではCD21分子を表出し成熟抗体産生細胞に分化するとCD23を表出するようになり、Ｔ細胞への抗原提示に役立っている。

　自己抗原に反応するレセプターを持つＢ細胞は除去・削除（自己抗原に反応するＴ細胞が存在しないのでＴ細胞からの補助が得られないために活性化されない）される。

　免疫グロブリン表出の成熟Ｂ細胞は抗原と表面免疫グロブリン（抗原レセプター）で反応すると細胞内にシグナルが伝わり活性化し増殖、分化して抗体を産生するようになる。

　Ｂ細胞の抗原ペプチド表出に対して、ヘルパーＴ細胞がそれに反応してＢ細胞の免疫グロブリンのクラススイッチ（IgM、IgD、IgG、IgAなどを作るために）の誘導をもたらしているが、リンパ節でリンパ液中の抗原にＢ細胞が反応し、Ｔ細胞の補助で分化して大量の免疫グロブリンを作り細胞表面に表出し、細胞外に分泌して抗体産生を行っている。

自然界に無数に存在する抗原に対するB細胞、T細胞の対応の仕組み

抗体遺伝子とT細胞レセプター遺伝子の再構成（再編成）

　抗体とT細胞レセプターは自然界に無数に存在する抗原に対応しなければならない。しかしヒトの遺伝子の総数は約2万1000個しかない。そこで「遺伝子の再構成（編成）」という特別な方法を用いて免疫グロブリンとT細胞レセプターは作られている。

1．免疫グロブリン遺伝子再構成（図20）[5]

　抗体はY字形をしていて重鎖（H鎖：heavy chain　アミノ酸400個）2本と軽鎖（L鎖：light chain　アミノ酸200個）2本の計4本のタンパク質からできている。硫黄（S）を含むアミノ酸同士がS-S（ジスルフィド）結合でつながり、抗体分子は左右対称でそれぞれに抗原結合部がある。

　抗原と結合するH鎖、L鎖の可変領域と呼ばれ、この領域を遺伝子の断片（40個のV断片、25個のD断片、6個のJ断片）を組み合わせ再構成して1種類の抗体をつくることになる。

　遺伝子断片の再構成による多様な抗体分子がつくられることと、断片の結合に突然変異などが発生して抗体の多様性が生み出されている。骨髄の造血器のリンパ系前駆細胞から未熟リンパ球は発達に伴って免疫グロブリン遺伝子の再構成を受けながらV、D、J領域から各1個ずつ結合して定常部と再構成され、H鎖がつくられL鎖の可変部に対してV領域とJ領域から1個ずつ結合してL鎖がつくられ分化して行く。このように1個のB細胞は1種類の抗原レセプターを持つために、抗原が侵入してくるとそれに対応するレセプターを持つB細胞のみが反応し、抗体産生細胞に分化することになり抗体を作り始める。再構成が進むにつれてpro-B細胞、pre-B細胞と分化し、この間にH鎖、L鎖が少しずつ形成され未熟B細胞に分化すると細胞表面に免疫グロブリンを持つようになり、さらに分化して抗体産生細胞になり細胞外に抗体を放出するようになる。

　リンパ節でリンパ液中の抗原と反応したB細胞は表出するMHCクラスII分子と抗原の組み合わせを既にその抗原を認識して分化したヘルパーT細胞に抗原提示することにより、刺激を受けてB細胞表面のCD80とヘルパーT細胞表出のCD28との結合による刺激、又はB細胞の分泌するサイトカイン（インターフェロンγ、IL-12、IL-4、IL-13、IL-12）を放出し、これによりヘルパーT細胞は活性化されヘルパーT細胞からIL-4が放出されてB細胞は活性化される、又はB細胞表出のCD40とT細胞表出のCD154の結合による刺激でB細胞は増殖、抗体産生細胞への分化が始まる。これはヘルパーT細胞による効率の良い抗原を仲介したB細胞との接触の相互作用（cognate）である。ヘルパーT細胞の放出するサイトカイン（TGF-β、IL-4、インターフェロンγ、IL-13）でIgA、IgG、IgEなどを産生するクラススイッチが誘導される。

　新型コロナウイルスなどの抗体はウイルス表面のスパイクタンパク質を抗原とした抗体

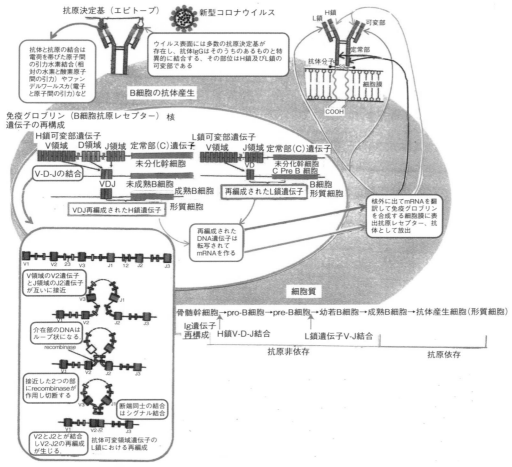

図20　B細胞抗原レセプターと遺伝子再構成による抗原レセプター形成

B細胞は細胞表面に約10万個の免疫グロブリン分子を表出し抗原レセプターとして免疫反応に重要な役割を担っている。無数に存在する抗原に対して1対1の対応をするために2万3千の限られた遺伝子の一部を再度組み合わせる「遺伝子再編成、遺伝子再構築」により無数に近い抗体を作るB細胞を用意する。

骨髄の幹細胞から免疫グロブリン遺伝子再編成（gene rearrangement）未だ完了していない細胞pro-B細胞、遺伝子再編成が終了してIgMのH鎖が作られたpre-B細胞、幼若B細胞そして成熟B細胞になる過程では抗原に依存しない遺伝的にプログラムされた過程（抗原非依存期）で"virgin"B細胞の段階それからコロナウイルスのスパイクタンパク質などの対応抗原に反応すると抗体産生細胞に成熟分化し細胞増殖を起こす。この時に免疫グロブリン遺伝子可変領域に突然変異をおこし一層多様性を増し抗原とより強く結合する抗体が作られるようになる（抗原依存期）。

B細胞抗原レセプターはH（heavy：重）鎖とL（light：軽）鎖から成りそれぞれ可変部と定常（不変）に分かれ可変部がB細胞の特異抗原レセプターの役割を果たすため遺伝子再構成により無数の抗原に1対1の対応を行っている。再編成されたDNA遺伝子は転写されてmRNAを作り細胞の核外に出てmRNAの情報を翻訳して免疫グロブリンタンパク質を合成して細胞表面に表出してB細胞抗原レセプターとなり細胞外に放出されて抗体となる。

矢田純一著『医系免疫学』改定4版　p120　中外医学社　1995より改変

であり、結合することにより細胞表面の受容体ACE2に結合できなくして感染を防御し、ウイルス表面に抗体が付着し目印となり、食細胞やキラーT細胞の標的が明確となり攻撃しやすくなる。

2．T細胞抗原レセプター遺伝子再構成（編成）（図21）[6]

　抗原と特異的に（1対1の対応性）反応するのはB細胞だけでなく、T細胞に固有の抗原レセプターはB細胞と同じように遺伝子再構成により無数に近い抗原に対応することになる。

　T細胞レセプターは2本のポリペプチド鎖からできていて、ほとんどがα鎖とβ鎖がジスルフィド（S-S）結合となっているが、一部γ鎖とδ鎖のレセプターを持つT細胞もある。いずれも可変部と定常部からなり、可変部でMHCクラスI分子と抗原結合に反応する。T細胞抗原レセプターを構成するα、β、γ、δ鎖は可変部遺伝子、定常部遺伝子によってコードされている。可変部遺伝子はV、J、D遺伝子セグメントがT細胞の分化に従いながら取り出されて一続きの遺伝子になりα、β鎖になる遺伝子再構成で莫大な数の組み合わせ（1億にも達する）であらゆる抗原に対応できるレセプターを用意できる。

　新型コロナウイルス感染細胞から抗原を捕らえた抗原提示細胞の樹状細胞は最寄りのリンパ節に移動してそこでナイーブT細胞に抗原を提示する（8時間）。ナイーブT細胞は分化・増殖を3～4回細胞分裂し2～3回で1000倍増殖する。1週間で14回細胞分裂すると約1万倍近くになる。その後T細胞は増殖し活性化する。

　T細胞が血流にのり目的のリンパ組織に到達できるのはT細胞表面にある接着分子が組織の血管内皮細胞が表出するホーミングレセプター（接着受容体）に接着することにより可能にしている。

　リンパ組織の流出リンパ管から出て胸管、静脈、心臓、動脈、静脈、リンパ組織へと戻る、約16時間かけて全身を巡回している（図22）。

　抗原提示されたキラーT細胞は新型コロナウイルス侵入部に到達すると感染細胞をNK細胞と同じ方法で殺傷害し、残骸はマクロファージを招集して貪食処理消化させる。

　キラーT細胞の90％は仕事が終わるとアポトーシスで死滅し、一部はメモリーT細胞としてリンパ管経由で各組織にいきわたり、一部は再循環し体中をパトロールする。この間に同じ抗原が侵入してくるとメモリーT細胞は即座に反応してマクロファージを招集し、活性化させ貪食、処理能を促進し、獲得免疫をフル稼働させキラーT細胞自ら破壊活動を行いB細胞からも抗体が放出される。

　炎症部では産生されたサイトカイン（IL-1、TNF、インターフェロンγ）で血管内皮細胞上の接着分子が増加し、リンパ球の血管外遊出が促進され炎症が拡大する。

新型コロナウイルスとの攻防戦

　新型コロナウイルスは吸入した空気の中に混入していて、鼻腔を通り鼻咽頭部に衝突した気流にのって気道に向かうが、衝突した粘膜の表面にある粘液鼻汁などのバリアーをかいくぐったウイルスは、粘膜上皮細胞の表面にあるACE2というタンパク質酵素を着地点受容体としてウイルスのスパイクで着床すると粘膜上皮細胞表面にあるTMPRSS2によりウイルスのスパイクが切断されてより強く結合し、ウイルスの外膜と細胞膜が強く癒着し

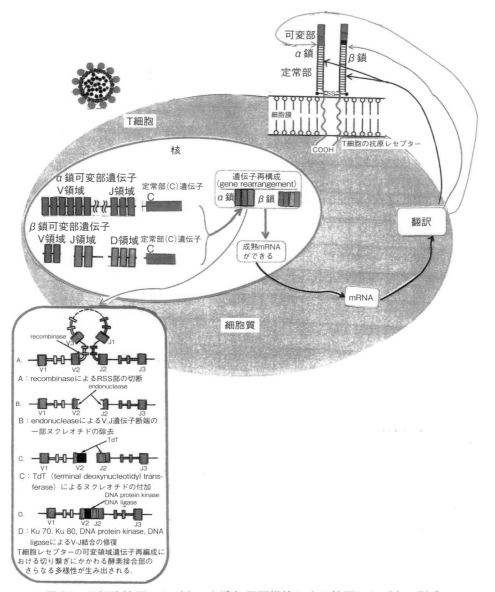

図21　T細胞抗原レセプターと遺伝子再構築による抗原レセプター形成

α鎖、β鎖の2本のポリペプチド鎖がジスルフィド（s-s）結合してつくられる、可変部、定常部領域がありα、β
鎖の可変部領域に抗原結合部を形成し遺伝子の再構築により無数にある抗原への1対1対応を可能にしている。
可変部遺伝子はV（variable）、J（joining）遺伝子セグメントからα鎖がβ鎖はこれに加えてD遺伝子セグメントか
ら1個ずつの遺伝子が取り出され再構築してT細胞抗原レセプターが形成され組み合わせは莫大な数になる（1億通
り）多様性を示している。
矢田純一著『医系免疫学』改定4版　p121　中外医学社　1995より改変

癒着部位が破壊されてウイルスからウイルス一本鎖RNAが侵入し複製活動に入るが、細胞
質の中にはウイルス侵入のセンサー（RLR受容体）があり、そのセンサーに捕らえられる

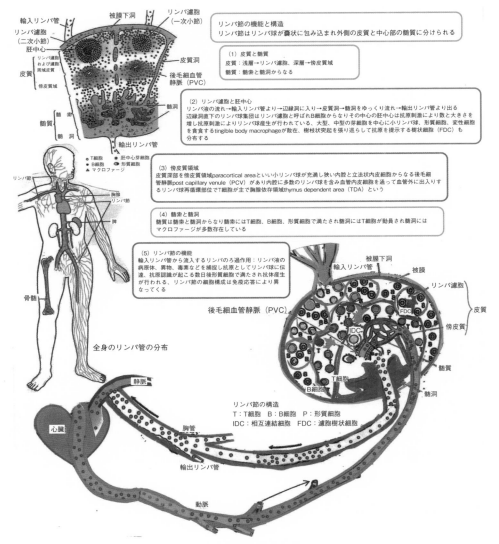

図22　リンパ球の再循環と胸管リンパ球

血液内に放出されたリンパ球の大部分はリンパ節やパイエル板の後毛細管動脈を通りリンパ組織にもどる、再循環するリンパ球の大部分はT細胞である（B細胞は若干）。
リンパ管、血管内を循環するリンパ球は莫大な数でrecirculating poolといい免疫応答に重大な役割を果たしている（再循環時間は14～16時間）。
菊地浩吉著『免疫学図説』メディサイエンス社、1989、p46～51より改変

と巨大なタンパク質複合体を形成することによりミトコンドリア膜上に表出するMAVSに到達させてMAVSシグナロソームの巨大タンパク複合体となり、ミトコンドリア産生の活性酸素により活性化され細胞の核のDNAにスイッチを入れインターフェロン（複数のIFN-αとIFN-β）を産生し、さらに炎症性サイトカイン（IL-6、IL-12、IL-18、TNF-α）を産生する。

　　１．RIG-Iはウイルスに結合するとウイルスRNAポリメラーゼを阻害して複製を阻止する。

　　２．産生したインターフェロンでNK細胞が活性化し、感染細胞は細胞表面にストレスタンパク質（PAMPs、DAMPs）を表出し感染細胞のMHCクラスI分子の表出は低下する。従ってNK活性化レセプターが活性化され感染細胞を粉々に破壊し、NK細胞はインターフェロンγを産生し炎症性サイトカインにより招集されたマクロファージは殺傷能力が高められ、樹状細胞は機能亢進し、感染細胞を貪食し抗原情報を取得して近くのリンパ節へ移動してMHCクラスII分子にウイルス抗原ペプチドを結合させて表出し、ナイーブT細胞に提示してヘルパーT細胞に分化し獲得免疫が始動する。

　　３．感染細胞が表出するストレスタンパク質（PAMPs、DAMPs）を目印にしてパターン認識受容体で感知して、マクロファージと樹状細胞は感染細胞を貪食し殺傷、処理する。

　　ウイルスが次から次に粘膜上皮細胞に侵入を繰り返し増殖する中で、自然免疫の力で戦いながら獲得免疫がスムーズに始動を開始し、常に優位に戦いを進めていかなければならない。そのために一つ一つの細胞が、確実に仕事が行えるように手助けすることは困難であるから、少なくとも細胞の活動の邪魔をしない、足を引っ張らないようにして「30cmの攻防戦」を見守らなければならない。

30cmの攻防戦（図23）

　　経鼻胃内視鏡検査で鼻腔入口部より8〜10cmで咽頭鼻部粘膜に突き当たり、下方に約10cm進むと奥に声帯をのぞかせる気管入口部に至る。胃の検査ならば食道に進めていくが、気管は約10cmで左右に分岐し右の気管支は鋭角（気管内挿管の際気管内チューブを深く挿入すると右の気管支に入りやすく、片肺換気による換気不全を起こすため気管分岐部まで戻すことがある）に3cm、左の気管支は鈍角で5cm、さらに進み細気管支から肺胞に至り、ここは酸素と二酸化炭素の交換が行われ生死にかかわる重要な部位で、ここが破壊されると死に至る。ウイルスが侵入して肺胞に到達する三十数センチの気道上皮粘膜が感染を受けてウイルス増殖の間に自然免疫、そして獲得免疫を確立させてウイルスを撲滅させる。つまり30cmの戦いに勝たなければならない。30cmの攻防戦に負けて肺胞に到達されれば重症化と死亡につながることが濃厚となる。

　　戦いが肺胞まで持ち越されると肺炎と呼吸困難のために極めて厄介な状態、本人は苦しいまま死をさまよい医療者側も過大な労力をそがれ医療逼迫の直接の原因となる。肺胞に新型コロナウイルスが侵攻して来ると、感染を受けた上皮細胞はI型インターフェロンと炎症性サイトカインを放出し肺胞毛細血管内皮は透過性亢進によりタンパク質濃度の高い浸出液が肺間質、肺胞腔内に貯留し肺水腫状態になり、補体C5a、血小板活性化因子、IL-8などにより好中球は活性化されタンパク質分解酵素、活性酸素などを放出して炎症、血栓形成を促進、同時に活性化された肺胞マクロファージはTNF、IL-1などの炎症性サイトカインを放出して肺胞内はサイトカインストーム状態となる。この間の炎症細胞浸潤、硝子

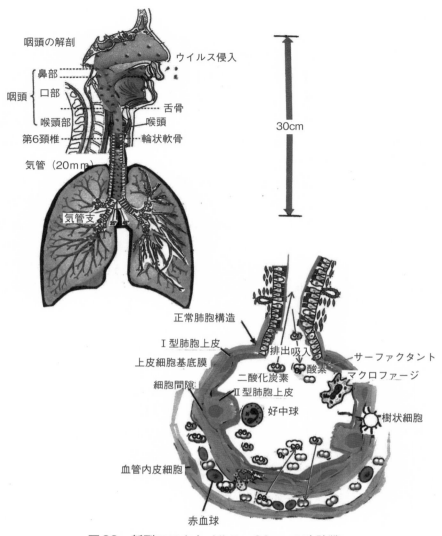

図23　新型コロナウイルス─30cmの攻防戦─

ウイルスが鼻口腔入口部より侵入し自然免疫の攻撃を受け肺胞に到達する前までに1〜2週間（距離で約30cm）で獲得免疫を稼働させなければならない。この間の攻防戦を優位にすすめ勝利しなければ極めて不利な肺胞での最終決戦に挑まなければならない。

膜形成、肺胞腔内フィブリン浸出・出血、肺胞中隔線維化が進み、酸素と二酸化炭素のガス交換が出来ず呼吸困難になる。感染10日目より肺は亜急性肺線維化となり、ここで治療により正常な肺の修復がなされてうまく亜急性期を脱出出来れば1〜2年後に完治出来る。しかし亜急性期をうまく脱しきれなければそのまま線維化は増悪して不可逆的となり、呼吸不全から死に至る「アルベオラス決戦」（図24）の敗者となり壮絶な戦いは終わる。鼻口腔入口部から気管、気管支そして肺胞までの約30cmの攻防戦を制することが出来ず肺胞

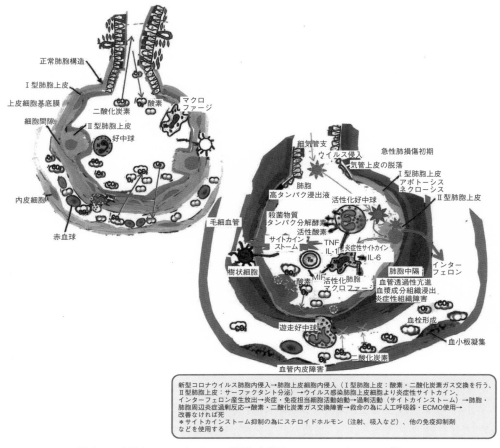

正常肺胞構造
Ⅰ型肺胞上皮
上皮細胞基底膜
細胞間隙
Ⅱ型肺胞上皮
好中球
内皮細胞
赤血球
二酸化炭素
酸素
マクロファージ
毛細血管
樹状細胞
細気管支
ウイルス侵入
肺胞
高タンパク浸出液
殺菌物質
タンパク分解酵素
活性酸素
サイトカインストーム
MIF
酸素
活性化肺胞マクロファージ
急性肺損傷初期
気管上皮の脱落
Ⅰ型肺胞上皮
アポトーシス
ネクローシス
Ⅱ型肺胞上皮
活性化好中球
TNF
IL-1
炎症性サイトカイン
IL-6
肺胞中隔
インターフェロン
血管透過性亢進
血漿成分組織浸出
炎症性組織障害
遊走好中球
血栓形成
血小板凝集
二酸化炭素
血管内皮障害

新型コロナウイルス肺胞内侵入→肺胞上皮細胞内侵入（Ⅰ型肺胞上皮：酸素・二酸化炭素ガス交換を行う、Ⅱ型肺胞上皮：サーファクタント分泌）→ウイルス感染肺胞上皮細胞より炎症性サイトカイン、インターフェロン産生放出→炎症・免疫担当細胞活動始動→過剰活動（サイトカインストーム）→肺胞・肺胞周辺炎症過反応→酸素・二酸化炭素ガス交換障害→救命の為に人工呼吸器・ECMO使用→改善なければ死
＊サイトカインストーム抑制の為にステロイドホルモン（注射、吸入など）、他の免疫抑制剤などを使用する

図24　新型コロナウイルス肺胞内侵入―アルベオラスの戦い―

気管から細気管支そして肺胞（Alveolus：アルベオラス）へ
30cmの攻防戦から最終決戦―アルベオラスの戦い―
ウイルスが肺に侵攻して来ると感染を受けた上皮細胞からⅠ型インターフェロンと炎症性サイトカインが放出され肺微小血管内皮の透過性亢進してタンパク質濃度の高い浸出液が肺間質、肺胞腔内に貯留し肺水腫状態になり補体C5a、血小板活性化因子、IL-8により活性化された好中球が集積してタンパク質分解酵素、活性酸素など放出して炎症、血栓形成を促進する、同時に活性化されたマクロファージはTNF、IL-1などの炎症性サイトカインを放出し肺胞内はサイトカインストーム状態になる。この間の炎症細胞浸潤、硝子膜形成、肺胞腔内フィブリン浸出・出血、肺胞中隔線維化が進み酸素と二酸化炭素交換がうまくできず呼吸困難状態に陥る、感染10日目より肺の亜急性肺繊維化となる、ここで治療により正常な肺の修復がなされてうまく亜急性期を脱出出来れば1〜2年後には完治出来る。しかし亜急性期をうまく脱しきれなければそのまま線維化は増悪し不可逆的となり呼吸不全から死に至るアルベオラス戦の敗者となる。

（Alveolus：アルベオラス）まで戦いを持ち越すと、治療法の未だ無い極めて不利な最終決戦「アルベオラスの戦い」に挑まなければならないのである。

　30cmの攻防戦を制するために一つ一つの細胞が元気に活動しなければならない。そのために最も大切なことは「細胞内のミトコンドリアが順調に活動する」ことである（最重要事項）。

生命活動のエネルギーを作り、細胞の健康状態を把握して修復したりして品質管理を行い、細胞のダメージが修復不能ならば体に影響が及ばないようにアポトーシスを起こさせるなどして、ウイルス感染を感知して免疫を始動させる働きを行う極めて重要な活動を行っている。

　従って新型コロナウイルスに立ち向かうためには「生活の中でミトコンドリアの働きを抑制している生活習慣を改善させてミトコンドリアの正常な活動を維持して、さらに活性化させる生活習慣を行う」ことが大切である。

免疫能はミトコンドリアの影響を受ける

　ヒトの体は生きた細胞一つ一つの集合体で内分泌系、神経系、免疫系のそれぞれのシステムの連携により一瞬もとどまることのない生命活動を続けながら、病気や外敵と戦う中で均衡を保つ全体の動的バランスの中にある。免疫能だけを取り上げて強化することは難しいが、体の全てが細胞で構成されているので一つ一つの細胞がそれぞれの機能、細胞表面のレセプター表示、分化、増殖、移動などの活動を確実に行うことが免疫の機能を保つために必要なことで、それぞれの細胞が生き生きと元気に活動するために細胞、免疫細胞が機能障害にならないような生活習慣が大切ということである。

　そのために、

　１．生きる動力源のエネルギーを産生するミトコンドリアが正常に働くこと

　エネルギー産生は食事で摂取された炭水化物、脂質、タンパク質が小腸から吸収、消化されたブドウ糖（グルコース）、脂質、アミノ酸が各細胞に届けられて始まる。細胞内にブドウ糖を取り込み、ピルビン酸を合成代謝する「解糖系」のプロセスで、ピルビン酸は無酸素状態では乳酸に代謝されるが、肺から酸素を取り入れて二酸化炭素を排出する「外呼吸」の酸素を細胞内で利用する「内呼吸」による有酸素状態で細胞質からミトコンドリア内に移動して、ミトコンドリア内膜に囲まれたマトリックスの中で二酸化炭素を排出して大量の水素イオンを産生する「TCA回路」により、ミトコンドリアの内膜の中で産生された水素を水素イオンと電子e^-に分割して大量のエネルギー・ATPを産生させる「電子伝達系」へ移行して、生命維持の必須エネルギーがスムーズに産生されなければならない。

　２．ミトコンドリアによるエネルギー産生の副産物フリーラジカル・活性酸素の生理的効果

　ミトコンドリアは絶えず酸素を消費しエネルギーATPを多量に作り出しているが、その副産物としてフリーラジカルと活性酸素が発生している。ミトコンドリアから産生されるフリーラジカルは非常に不安定で、本来原子は原子核を中心に電子軌道に2個の電子が対になって存在しているが、稀に対になっていない不対電子があり、この不対電子を持つ分子や原子をフリーラジカルといい、不安定で反応性が大きく他の分子から電子を奪って安定化しようとしてDNA、RNA、タンパク質、脂質などにダメージを与える。

　フリーラジカル・活性酸素は老化の原因として悪者扱いされていて（「酸化ストレス仮説」）、そのためにいろいろな抗酸化剤や食物中に含まれるビタミンC、ビタミンE、ビタミンAなどが利用されているが、細胞を守り寿命を延ばすことは出来ない。

　フリーラジカル・活性酸素は細胞間の情報伝達物質として危機的状況下で厳戒態勢を呼びかけ生体防御を過剰に稼働させ、それが長生きにつながっている。

　白血球は侵入した細菌を貪食して活性酸素を用いて殺菌している。

　ヒトは運動すると膨大なフリーラジカル・活性酸素を発生させるにもかかわらず運動することが長生きをもたらしていることから、抗酸化物質はむしろ運動の効果を低下させる可能性があり、秩序正しい細胞の中でフリーラジカル・活性酸素の発生は「長寿と健康の為に体の傷んだ部分を修復しよう」という合図のメッセージといえる。

　運動することにより多量に発生するフリーラジカル・活性酸素は変性タンパク質、損傷DNA・RNA、劣化ミトコンドリアなどの不良品の蓄積を除去して、健常な細胞を残して正常な細胞活動が行われるように細かく部品の品質管理を行い、生き生き元気な生命活動を可能にしているといえる。

　運動不足の弊害は顕著で、活性酸素の産生がいつもと同じであれば変性タンパク質、損傷DNA・RNA、劣化ミトコンドリアは除去されず増加蓄積していき、正常細胞の活動の大きな障害となり組織、臓器障害から健康を保つことが出来ず、短命をもたらす結果となっている。

ミトコンドリアに関係する酸化ストレス（体内の酸化ストレスの90％はミトコンドリアから発生し、フリーラジカル・活性酸素による障害のこと）の生理的効用

　①　低酸素状態（高山など）に対してミトコンドリアの活性酸素は低酸素の適応のために遺伝子に作用して低酸素に適応する能力を増強させている（赤血球増加、ヘモグロビン増加など）。

　②　飢餓状態による変性タンパク質に対して活性酸素はタンパク質をアミノ酸に変え、エネルギー産生や材料として利用しタンパク質を合成させている。

　③　活性酸素は免疫機能制御に重要な役割を果たしている。マクロファージのパターン認識受容体が活性化され病原体を貪食する能力が亢進し、TNF-αのレセプターがミトコンドリアからの活性酸素により活性化し炎症性サイトカインが誘導される。

　④　幹細胞のなかにはミトコンドリアの活性酸素により分化が促進されるものがある。

3．ミトコンドリアとアポトーシス

　細胞のアポトーシスはミトコンドリアが関与している。体の細胞は細胞分裂で増えるが、細胞を減らす手段は細胞分裂を止めるしかない。その他に役目を終えて自ら死んでいくアポトーシス（プログラムされた細胞死）により減らすことが可能であるが、個体形成にとってアポトーシスは非常に重要な機能となっている。個体が損傷を受けて修復不能となった

場合に体に悪影響を及ぼすため、ミトコンドリアの中にある「チトクロームＣ」が引き金
となる細胞に死をもたらす赤い色のタンパク質で、ヘモグロビンと同じ仲間でミトコンド
リアの膜間隙に存在して、このタンパク質はエネルギー産生の最終過程で電子伝達系にお
いて複合体Ⅲで電子を受けて次の複合体Ⅳに受け渡す電子伝達系において不可欠な因子
であるが、細胞質に漏れ出て細胞の自然死を促す引き金となり、体への影響をできるだけ
少なくする働きをしている。アポトーシスは内因性ではDNA損傷で修復不能になった場合
と外因性の外部刺激で細胞が不可逆的損傷を受けた時に発動される。オタマジャクシの
しっぽが成長と共に消失してカエルになる現象や、胎児の手の指の間の水かきが成長と共
に消えていく現象などはアポトーシスによる作用である。

４．ミトコンドリアの働きを抑制するものは

　肥満症や糖尿病による過剰な脂肪分や糖分はミトコンドリアの機能低下をもたらしてい
るが、その理由は、①インスリン分泌低下②インスリンの作用低下がもたらすブドウ糖の
細胞内取り込み障害によるエネルギー産生障害で、これは過剰な脂肪の体内蓄積が全ての
原因である。本来食物に含まれる脂肪は水に溶けにくく凝集しやすく消化できない状態の
トリグリセリドのために、胆汁の胆汁酸塩と膵臓から分泌されるリパーゼにより一度モノ
グリセリドと遊離脂肪酸に分解され小腸上皮細胞に取り込まれ、細胞内の脂肪酸と反応し
て今度は水中でも安定性のある親水性のトリグリセリドに合成し直して脂肪滴を形成し、
細胞内のリポタンパク質に包みこみ「キロミクロン」という形になり、リンパ管に入り胸
管を経由して左鎖骨下静脈に合流して血流に乗り全身をめぐることになる。一方短鎖脂肪
酸と中鎖脂肪酸は小腸上皮細胞に取り込まれるが、そのまま直接毛細血管に入り門脈から
肝臓を経由して全身にいきわたることになる。過剰な脂肪摂取と運動不足の生活が続くと
体内脂肪が増加して過剰な遊離脂肪酸が出現することになり、利用されなければ内臓脂肪
に中性脂肪として蓄積され血中放出（リポリーシス）亢進して血中遊離脂肪酸は増加する。
同時に非脂肪細胞である肝臓、骨格筋、膵β細胞に持続的に供給されるようになり、肝臓
ではインスリンの作用低下と脂肪肝をもたらし、骨格筋は脂肪が蓄積するとインスリンに
よるブドウ糖の細胞内取り込みが障害を受けることになる（②の原因）。膵臓のβ細胞に遊
離脂肪酸が過剰供給されて蓄積すればインスリン分泌が低下する（①の原因）。脂肪細胞に
脂肪が蓄積すれば善玉アディポカインは分泌を低下させ、悪玉アディポカインは分泌を増
加させ、インスリンの作用が低下することになる（②の原因）。全身の細胞がブドウ糖を細
胞内に取り込む際にインスリン受容体にインスリンが結合することにより細胞膜の透過性
が高まりブドウ糖の細胞内取り込みが行われているが、インスリン分泌低下とインスリン
作用不全が起きると細胞のブドウ糖の取り込みが阻害され細胞のエネルギー産生が障害さ
れ、同時にナトリウム利尿ペプチドの作用も低下し心臓・血管系に負担が及び、高血圧や
心臓障害などを発生させ、その結果として全身の組織、器官が機能障害に陥り体全体に悪
影響が及び老化が促進されることになる。本来脂肪細胞は脂肪を蓄え生理活性を持つタン

パク質（アディポカイン）を分泌して各臓器の機能に影響を与えているが、肥満・メタボリックシンドロームの内臓脂肪蓄積した脂肪細胞からは炎症性サイトカイン（TNF-α、IL-6、PAI-1、アンジオテンシノーゲン）の分泌が増加してマクロファージや好中球などが活性化し炎症が発生しサイトカインストーム状態になり、全身に蔓延し全身の血管の炎症と動脈硬化増悪をもたらし善玉アディポカインの分泌の低下により体に悪影響を及ぼしている。

過剰脂肪摂取と肥満により増加する［悪玉アディポカイン］

・レジスチン：インスリン抵抗性を上げ糖尿病のリスクを上げる。

・TNF-α：インスリンレセプターを抑制しインスリン抵抗性が上がり糖尿病のリスクを上げる。

・PAI-1（plasminogen activator inhibitor-1）：ウイルスが細胞から遊出する時に糖たんぱく質分解を必要とするが、PAI-1はその酵素を阻害し遊出できないようにするが、血栓症のリスク因子となっている。

・アンジオテンシノーゲン：本来肝臓から産生されるが肥満脂肪細胞からも分泌されて腎臓からのレニンによりアンジオテンシノーゲンを分解し10個のペプチドのアンジオテンシンⅠとなり、ACEにより2個のペプチドが切り離されたアンジオテンシンⅡは強力な血管収縮作用を持ち血圧上昇をもたらす。

アンジオテンシンⅠがACE2（新型コロナウイルスの細胞受容体）によりアンジオテンシン－（1-7）に分解されると血管は拡張し血圧は低下する（図25）。

正常の脂肪細胞から分泌される善玉アディポカインは健康維持に重要であるが肥満により分泌低下する［善玉アディポカイン］

・アディポネクチン：正常の小型脂肪細胞から分泌されて、インスリンの感受性を高めて糖代謝を促進し、血管を拡張させて血圧を下げる。脂肪蓄積の肥満症・メタボリックシンドロームで分泌が低下すると糖代謝異常と高血圧を引き起こす。

・レプチン：視床下部の満腹中枢に働きかけ食欲を抑制する。レプチンが機能低下すると細胞内に取り込まれた遊離脂肪酸は中性脂肪として貯留し、増加するとミトコンドリアの解糖系の傷害、DNA複製障害などをもたらすことになる。

ミトコンドリアを正常に保つために肥満症と糖尿病は基準値内に是正しなければならない。つまりBMIと血液検査値が基準値内にとどまるような食事と運動を取り入れた生活習慣が重要である。

善玉アディポカインのアディポネクチンはカロリー摂取制限により肥満が解消されると細胞の受容体に結合し細胞内のカルシウムイオン（Ca^{2+}）とAMP（アデノシン一リン酸〈アデニル酸〉）の量が増加し、サーチュイン遺伝子が活性化されミトコンドリア合成に関係する「PGC-1α」の機能亢進がミトコンドリアを増殖・活性化させ、ブドウ糖と脂肪の

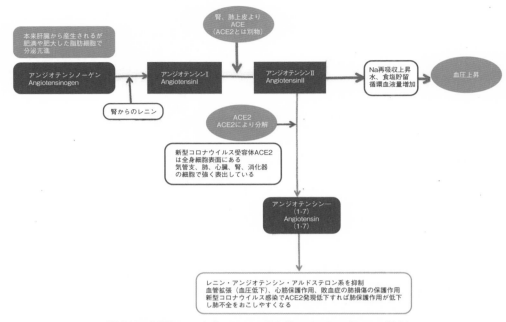

図25　新型コロナウイルス受容体ACE2の体での役割

消費が亢進しエネルギー産生が高まり、メタボリックシンドロームが改善され正常の細胞活動にもどることになる。[7]

5．ミトコンドリアを元気にする（重要）

　日常的に過食を控え肥満にならずに運動を続けることがミトコンドリアを活性化させることになる。

　20万年前の太古の飢餓時代に生活を営んできた人類の始祖ホモサピエンスは、アフリカで誕生しサバンナ草原地帯で狩猟採取生活を行い、必要最小限の食料しか得られない時代の6万年前にアフリカを飛び出しヨーロッパとアジアに拡がり、飢餓に適応するために綿密に作り上げられた体で生き抜いてきた。ミトコンドリアの生み出すエネルギーはATP合成と熱を産生して飢餓の環境では効率的なエネルギー産生方式であったが、1万3000年前、アフリカから中東で農耕が始まり豊かな食事が得られる飽食の時代に突入すると、飢餓に対して綿密だった、糖分を効率よくエネルギーとして蓄えておくことが生存に有利であった飢餓適応体質は、飽食の時代においては肥満と糖尿病の原因となり飽食に対する防御の機能を殆ど持ち合わせない脆弱な体質となってしまったのである。現代の過食と運動不足の環境では、体内に過剰なカロリーが流入しミトコンドリア内で水素イオン勾配の過分極（hyperpolarization）を生み、電子伝達系の停滞が発生し電子を酸素に付加する形でフリーラジカル・活性酸素が産生されて全身に障害をもたらす原因になっている。ミトコンドリアのエネルギーと熱産生の進化の過程でヨーロッパの寒冷地に移動した人類のミトコンド

リアは熱を産生する能力を亢進させたタイプ（ミトコンドリアのATP産生から熱産生に比率を上げた）となり、ミトコンドリアによるフリーラジカル・活性酸素の酸化ストレスが少なくなり、これが長寿になっている可能性と考えられている。細胞内のミトコンドリアはこれまでエネルギー産生、アポトーシス、免疫能、老化などに関わり、この飽食の時代に適応するように進化を続けているものと考えられる。[8]

参考文献

[1] 菊地浩吉『免疫学図説』メディサイエンス社、15 － 20、1989
[2] 矢田純一『医系免疫学』改訂15版、中外医学社、286 － 292、2018
[3] 矢田純一『医系免疫学』改訂15版、中外医学社、561 － 571、2018
[4] 菊地浩吉『免疫学図説』メディサイエンス社、261 － 262、1989
[5] 矢田純一『医系免疫学』改訂15版、中外医学社、203 － 206、2018
[6] 矢田純一『医系免疫学』改訂15版、中外医学社、268 － 270、2018
[7] 米川博通『生と死を握るミトコンドリアの謎—健康と長寿を支配するミクロな器官』技術評論社、41 － 50、2012
[8] 近藤祥司『老化という生存戦略—進化におけるトレードオフ』日本評論社、135 － 143、2015

第九章

寿命を延ばすカロリー制限と運動

カロリー制限の実験

　過去に動物実験で餌を30〜40％減量すると寿命が40〜50％延長したとの報告が散見されている [1] [2]。ヒトで実際にカロリー制限長寿実験をするのは不可能であるが、少なくとも過食がもたらす生活習慣病から発病する重篤な疾患に基づく死亡が多い事実からして、食事が定期的に摂れない栄養不良の人（BMI18以下、栄養失調の人は禁忌）以外の健常人が食べ過ぎないためのカロリー制限をすれば寿命延長に何らかの影響を及ぼす可能性は考えられる。

　毎日食べる食事の摂取量を制限するということは体を構成する一つ一つの細胞へ栄養分がいかなくなるということである。細胞内にあるミトコンドリアは栄養分を利用してエネルギーを産生するが、それは腸から消化吸収した栄養分が細胞内に取り込まれてミトコンドリア内で水と二酸化炭素に分解されてエネルギーとしてATPが産生され、残りは熱（体温）に変換され、エネルギーATPは大部分が体のタンパク質、核酸、多糖類などの合成に使われ、そのうちの多くがタンパク質合成に利用されている。そのエネルギーになる源を制限することがなぜ寿命延長につながるのか。

カロリー制限と運動による寿命延長

　カロリー制限が長寿をもたらす仕組みを理解するために、（1）エピジェネティクス制御と（2）サーチュイン・テロメアの理解が必要である。

（1）エピジェネティクス制御

　一人のヒトが人間として生きて行くうえで「概算2万1000個の遺伝子」と環境などの外部からの影響により形成された「遺伝子を発現するための制御スイッチ」が、適切な時期に適切な部位の遺伝子を発現させるスイッチをオンにしたり、発現を止めるためにスイッチをオフにしたりする切り替えの一連のネットワークにより、健康を保ち生命活動が行われている。

　あらゆる細胞の核の中には全長約2〜2.2mのDNAが23対の染色体に分かれて収納されているので、46本の染色体に分配されて染色体1本当たりDNAの長さ約4cmで、これが約5μmの長さの染色体に圧縮されていることになり、うまく収めるために、もつれないように各染色体のDNAはヒストンというボール状の塩基性タンパク質に2回巻き付いてビーズの付いた紐のようにヒストンと紐のDNAによる鎖を形成する。このヒストンはDNAと同じように化学的修飾を受けやすく、環境などの外的因子によりヒストン修飾といい、ア

セチル化、メチル化、リン酸化、ユビキチン化、SUMO化などの化学的修飾を受ける。これは刺激がDNAに伝わりタンパク質合成のDNA遺伝情報の読み取りの際に、伝令RNA（mRNA）が作られる転写の際に遺伝子を読み取る目印となる。細胞に遺伝子のスイッチの切り替えを記憶させる「独自性」の維持は、エピジェネティクス（epigenetics）制御により行われている。これは体の内部と周囲の環境全てが一体となって一人の人間を作り上げるとする、遺伝子だけではない「遺伝学を超えたもの」という意味で、20世紀半ばにイギリスの生物学者コンラッド・ハル・ワディントンが提唱した概念で、後成説（epigenesis）と遺伝学（genetics）を合成してつくられたものである。

　後成説とは、生物は発生・発達の段階で徐々に作り上げられていくという考えで、エピジェネティクスとは遺伝子情報が発生・発達環境と相互作用して生命活動の様々な場面で関わり体を形成して行くとする考えであり、エピジェネティクス制御の仕組みとは、

① 　DNAの化学的修飾：DNAが化学的修飾を受けることにより遺伝子の転写（伝令RNAへのコピー）が影響を受ける。代表的なものはDNAのメチル化で、DNAにメチル基（-CH$_3$）が結合することによりDNAの遺伝子の転写量が低下したり、封印されたりする。メチル基が外されると「脱メチル化」で転写量が増加する。DNAにメチル基を結合させる酵素と外す酵素がある。

② 　ヒストン修飾：ヒストンが密接する領域ではあまり転写されず、ヒストンの間隔が広くなると頻繁に転写される。ヒストンがアセチル（-CH$_3$CO）化修飾を受けるとヒストン間は拡がり転写活性は高まる。

③ 　ノンコーディングRNAによる遺伝子発現調節：タンパク質に翻訳されないRNAの一群で転写翻訳に関与する。

　①②③などがエピジェネティクス制御の仕組みであり、日常的な運動や食べ過ぎない生活環境によりエピジェネティクス制御がかかり、生命活動や寿命に対して良好な影響が及ぶものと考えられる［3］。

（2）サーチュインとテロメア

　サーチュインとは染色体のある領域の遺伝子を一斉に転写させなくする（その部分のタンパク質合成が出来ない）タンパク質で、遺伝子の発現を起こさないようにする、つまり「サイレンシング：Silencing information regulator」するタンパク質のことでSIRTサーチュインといい、現在7種類が確認されている。

　SIRT1：ヒストン脱アセチル化酵素でヒストンのアセチル基を除去（脱アセチル化）する。リボソームRNA（rRNA）の遺伝子や染色体末端のテロメア(*)の領域に集まって存在していて、この領域を脱アセチル化することにより転写を抑えてサイレンシング状態にすることになる。

（＊）テロメアとは染色体の末端部の特定の塩基配列で、染色体の中心に一本のタンパク質（染色体骨格）が通り、それにDNAが紐状にループ構造をとりながら結合し巻き付い

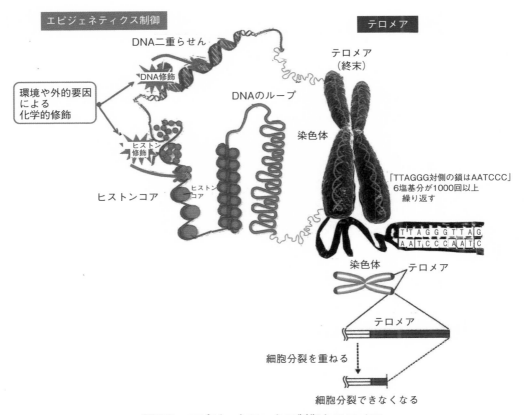

図26　エピジェネティクス制御とテロメア

エピジェネティクス制御
DNA、ヒストンが環境や外的要因で化学的修飾（アセチル化、メチル化、リン酸化など）を受けやすく遺伝子の読み取りに影響を及ぼし一人の人間としての独自性の維持の制御を行なっている。
テロメア
正常細胞の細胞分裂には分裂の限度があり20〜50回程度であるDNA（染色体）の端にあり分裂ごとに短くなる、DNAの端にループを作りDNAが端から壊れることを防御する役目があり遺伝情報の塩基「A：アデニン」、「T：チミン」、「G：グアニン」、「C：シトシン」が「TTAGGG対側の鎖はAATCCC」という6塩基分が1000回以上繰り返されている、テロメアを延ばす酵素テロメラーゼ（テロメレース）は様々な臓器の幹細胞、生殖細胞、癌細胞で働き細胞分裂を繰り返している。
北口哲也、塚原伸治、坪井貴司、前川文彦著『みんなの生命科学』化学同人、PP55-56、2016
キャット・アーニー著、長谷川知子監訳、桐谷知未訳『ビジュアルで見る遺伝子・DNAのすべて』原書房、PP118-125、2018より改変

　　ているが、その両端をテロメアが保護し、複製の際の末端の消失を防いでいる。正常細胞は分裂を繰り返し（20〜50回の分裂が限度であるが）、分裂のたびにテロメアは短くなり、いずれ停止する。テロメアを延ばすテロメラーゼ酵素（テロメレース）はさまざまな臓器の幹細胞、生殖細胞とがん細胞で働き、テロメアを延長させ制限なく分裂を繰り返している。

　　20〜30歳台のテロメアの長さは1万塩基分であるが、60〜70歳台では6000塩基分と短くなっている。テロメアとは遺伝情報の4種類の塩基「A：デニン」、「T：チミン」、「G：グ

アニン」、「C：シトシン」を6つ組み合わせた「TTAGGG」が1000回以上繰り返されている部分のことをいう。テロメラーゼはこの繰り返しの配列のペアになる配列のRNAを持っていて、それを使いテロメア部分に正確につけてテロメアを延ばす反応を仲介する。遺伝子が活発に読み取られmRNAがつくられている部分で、高い転写活性を持つ部分のヒストンを構成するアミノ酸のリジンがアセチル基による修飾（ヒストンアセチル化）を受けると、DNAとそれを取り巻く染色体の構造が弛緩して転写に必要な様々なタンパク質を受け入れられるようになる。SIRT1はこのヒストンのアセチル基を除去（脱アセチル化）して弛緩していた染色体の構造をギュッと締め、転写に必要なタンパク質が近づけないようにして転写を抑える"サイレンシング状態"とする。テロメア部分がサイレンシング状態になれば、細胞分裂でテロメアが短くなることが抑制され、寿命延長につながる。

SIRT3：ミトコンドリアに局在している（SIRT4、5もミトコンドリアに局在）脱アセチル化酵素で、カロリー制限で活性化し、抗酸化力の増強とミトコンドリア活性によるエネルギー ATP産生増強に伴い寿命延長がもたらされる。

SIRT6：テロメア領域に局在しテロメアの構造維持の働きを行い、DNAの修復に重要で、炎症反応を制御する。

カロリー制限の及ぼすミトコンドリアのエネルギー産生とサーチュインへの影響

カロリー制限や絶食により、

① グルコースが不足して来ると脂肪細胞から脂肪酸が分解されて血中アルブミンと結合して肝臓に運ばれ、肝臓でケトン体（アセト酢酸、3-ヒドロキシ酪酸、アセトンの総称）が生成されグルコースの代わりのエネルギー源となり、脳細胞のエネルギーとしても利用され、同時に産生される酢酸はミトコンドリアのTCAサイクルを活性化しエネルギー産生がさらに亢進する。

② 毎日のカロリー制限で体の中では細胞の糖代謝は低下する。

エネルギー運搬分子のNAD（Nicotinamide Adenine Di-nucleotide：ニコチンアミド アデニン ジヌクレオチド）が蓄積し、それがSIRT1を活性化させヒストン脱水素酵素が活性化されることになり、ヒストンの化学的修飾によるエピジェネティクス制御が解除されて遺伝子の読み取りに抑制がかかり無駄なエネルギーが使われなくなる。同時にテロメアを延長させるテロメラーゼが活性化され長寿がもたらされる。さらにSIRT1によりPGC-1αも活性化され、カロリー制限で発現したSIRT3と共にミトコンドリアの増殖と活性化をもたらし、脂肪酸の酸化の経路が亢進し血中脂肪酸によるエネルギー産生が強まる。

サーチュイン遺伝子は長寿遺伝子といわれ誰もが持っているが、普段は休眠状態で、発現すると寿命の延長が見られる。

エネルギー運搬分子のNADはビタミンの一種で脱水素酵素の補酵素で、ヒトの必須アミノ酸のトリプトファン（バナナ、牛乳、アーモンドなど）から合成され、サーチュインを

活性化しミトコンドリアを増殖させ元気にすることがわかっている。

　NADは細胞内の代謝・エネルギー状態のセンサーにあたり、酸化型のNAD+と還元型のNADHに分けられる（酸化とは酸素と結合する反応、水素を離す反応、電子を離す反応のこと。還元とは酸素を離す反応、水素と結合する反応、電子と結合する反応のこと）。

◆NAD+/NADH比はミトコンドリア機能を知る手掛かりになり、乳酸/ピルビン酸比で類推でき、20以下が正常で高値になるとエネルギー産生低下を示す。

　NADはミトコンドリア内の「TCA回路」で栄養素から水素を取り出す時に必要な脱水素酵素の働きを助ける補酵素（細胞基質から脱水素酵素により2個の水素［H_2］を切り取り、その1個の水素と2個の電子e^-を補酵素が受け取り1個の水素を放出させて1個の水素と2個の電子によりNADHとなる）で、解糖系の中でATPを産生する時にNAD+からNADHへの反応が進行してNAD+は減少して行く（細胞内ではNADH→NAD+への逆反応により収支を±0にする機構が働く）。

　NADはSIRT1の働きを強めて寿命を延長させている。

　SIRT1により活性化されるPGC-1α（peroxisome proliferator activated receptor（PPAR）γ coactivator-1α）は新規ミトコンドリア造成と内呼吸促進を誘導している。

　PGC-1αの大量発現でミトコンドリアの機能が改善されて長寿効果がもたらされる。

　運動することにより骨格筋のAMPKが活性化され、PGC-1αも機能亢進しミトコンドリアを増殖、活性化し長寿につながる。

　SIRT1は脳内の日内リズムに重要なホルモン・オレキシン（睡眠・覚醒のスイッチに重要なホルモン）の受容体の遺伝子発現も制御していて、日内リズム改善も寿命延長をもたらしている。

新型コロナウイルスを乗り越えて健康寿命100歳以上の体つくりに最も大切なミトコンドリアを元気にする方法のまとめ

１．カロリー制限はミトコンドリアを活性化させる。
　①　ヒトは空腹になれば低血糖により胃から「グレリン」というホルモンが分泌されて食事を摂る行動を促され、食べると高血糖になり分泌が止まる。空腹で体の中で脂肪がエネルギー源として分解され脂肪酸となり「グレリン」と結合すると、「グレリン」は活性化し全身臓器の細胞のミトコンドリアが活性化する。
　　　「グレリン」は脳の視床下部の満腹中枢に働き食欲亢進し摂食行動の指令が出され、同時に成長ホルモンも分泌され血糖値を上昇させ飢えをしのぎ体の活動を抑制するために傾眠傾向をもたらす。
　②　カロリー制限によりエネルギー運搬分子NADが蓄積しSIRT1とSIRT3が活性化されPGC-1αが大量発現し、ミトコンドリアの増加、機能改善、亢進により寿命延長がもたらされている。

２．運動は最も効率よくミトコンドリアを活性化させる。

　運動すると筋肉は多くのエネルギーを必要とし、ミトコンドリアは活性化され、同時に血流は速くなり、呼吸も速くなり心拍数は上昇し、心臓、肺臓に多量のエネルギーが必要になる。

　運動で筋肉はインターロイキンを分泌し、腸に働きかけインクレチン分泌が高まり血糖値を下げることになる。心臓・血管の血流量は増加して、その血流量に基づきナトリウム・利尿ペプチドと一酸化窒素が分泌されナトリウム・利尿ペプチドは腎臓に働き塩分、水分を排出させて血圧を下げ、心臓・血管系の負担を減らし、一酸化窒素は血管を拡張させ血流を改善させて血圧を下げる。

　運動はさまざまな臓器に酸素不足（苦しい状態）を発生させ、細胞内のミトコンドリアが奮いたち、全身の隅々の細胞に刺激がいきわたり、全ての細胞が生き生きとし、疲労感も消失して免疫能、神経細胞も活性化され、感染症、認知症の予防となる。

　運動として全身を動かす有酸素運動、出来れば両足が一瞬でも地面から離れ、激し過ぎない運動がよい。普段から少しずつ鍛えて徐々に増強させていくことが大切で、急に激しい運動でミトコンドリアの限界を超えると臓器負担が大きすぎて機能低下をもたらすので注意が必要である。

　運動により骨格筋で強く活性化されるAMPK（AMP〈アデノシン一リン酸〉－ activated proteinkinase）[*]は運動による血糖降下作用などのいろいろな効果を調節する主要な因子である。エネルギー消費増加に伴いATP消費とAMP増加がみられ、ATP/AMP比の減少でAMPKが活性化され、ミトコンドリアの脂肪酸取り込みが亢進し骨格筋の糖の取り込みも亢進する。

　AMPKは肝臓でHMG-CoA reductase（コレステロール合成）とacetyl-CoA calboxylase（脂肪酸合成）を不活性化する酵素で、骨格筋では運動、低酸素、活性酸素、レプチン、アディポネクチン、カロリー制限により機能亢進し、SIRT1を活性化しPGC-1α[**]の活性を高め、ミトコンドリアの合成亢進から糖の分解と脂肪からの脂肪酸酸化によるエネルギー・ATP産生が高まる。

（＊）PGC-1α転写補酵素でAMPK活性化によりミトコンドリアの増殖と筋線維組成の決定に関与。

（＊＊）メトホルミンは糖尿病治療薬で骨格筋や肝臓のAMPKを活性化し肥満を助長せず脂質代謝を改善させて運動療法と同じ効果を示す薬剤。

寿命を延ばすカロリー制限と運動のまとめ

①　食べ過ぎ、運動不足、ストレスは内臓脂肪の増大（脂肪の蓄積、腹囲増大）をもたらし、大型脂肪細胞から分泌される悪玉アディポカインのTNF-α、レジスチンの分

泌増大と小型化脂肪細胞から分泌される善玉アディポカインのアディポネクチンとレクチンの分泌低下が相まってメタボリックシンドロームの肥満症（内臓脂肪蓄積）、高血圧症、脂質異常症、糖尿病を発症させ基礎疾患となり、動脈硬化症による虚血性疾患の心筋梗塞・脳梗塞と脳出血（悪玉アディポカイン PAL-1 と HB-ECF 分泌増加で血栓形成促進）などの重大な病気を引き起こすことになる。

② カロリー制限により善玉アディポカインで脂肪細胞から分泌されるアディポネクチンが骨格筋や肝臓に多く存在する受容体に結合すると、

(i) 細胞内のカルシウムイオン［Ca^{2+}］の量が増加し、CaMK（Ca^{2+}/calmodulin-dependent proteinkinase：脳に多く存在し遺伝子の発現制御、シナプス可塑性、細胞骨格制御など神経機能修飾の役割）と AMPK（細胞内エネルギー状態の監視役でエネルギーが不足すると活性化する）がともに活性化し PGC-1α を機能亢進させる経路。

(ii) アディポネクチン受容体結合の刺激が AMP（アデノシン一リン酸）量を増加させ、AMPK と NAD+ の量が増加し SIRT1 が活性化され、PGC-1α の機能が亢進する経路。

(i) と（ii）の 2 つの経路によりミトコンドリアは増殖、大量発現し、機能改善と活性化により寿命延長がもたらされる。

さらに SIRT1 のほかに SIRT3 も活性化され、寿命に関係しているテロメアとタンパク質合成装置リボソームの遺伝子に脱アセチル化による遺伝子発現抑制のサイレンシングが働き遺伝子発現の抑制から無駄なエネルギーも使われず、PGC-1α 活性によるミトコンドリア増殖、活性亢進により糖、脂肪消費が高まりメタボリック症候群解消につながる。

③ 善玉アディポカインのアディポネクチンによるメタボリックシンドロームの改善にはミトコンドリアが極めて重要な役割を果たしている。
ミトコンドリアを元気にすることが免疫力アップすることである。

１．ミトコンドリアを元気にすることが、体の生命活動の最小単位の一つ一つの細胞が元気になり、免疫関連細胞も生き生きと自分に必要なタンパク質を作り出し、細胞表面のレセプターを明確に表示し、分化、増殖、移動が確実に行われ、いわゆる「免疫能を上げる、免疫力をアップする」ことにつながる。

２．タンパク質を含んだバランスのいい食事を必要最小限に摂る。

３．毎日座りっぱなしではなく体を動かし運動を必ず行う。

４．BMI（目標値 22）と血圧を毎日測定し基準値を守る。

５．年に 1～2 回は血液・尿検査を行う（全てが基準値内に収まるように努める）。

細胞のミトコンドリアを活性化させ細胞を元気にすると、免疫能が維持できて治療法の無いウイルスや病原菌などの外敵に打ち勝つことができる強靭な体になり、平均寿命、健康寿命は延びて「健康寿命 100 歳以上の体つくり」が可能となる。

決して特別なことではなく、極ありふれたことである。

　但し「運動を行う（週3回以上）」ということを、生活の中で食事をする、睡眠をとることと同じ位置づけにすることが大切である。決して食事やゲーム・テレビ鑑賞の次の位置づけではない。極めて重要な生活習慣にしなければならない。

　「運動は死ぬまで一生続ける」ということである。

参考文献

[1] 杉本正信『ヒトは一二〇歳まで生きられる』ちくま書房、2012
[2] 米川博通『生と死を握るミトコンドリアの謎　健康と長寿を支配するミクロな器官』技術評論社、2012
[3] キャット・アーニー著、長谷川知子監訳、桐谷知未訳『ビジュアルで見る遺伝子・DNAのすべて』原書房、2018

　　新型コロナウイルスを乗り越える健康寿命100歳以上の体つくり

日本人の平均寿命と健康寿命

　平均寿命とは、0歳時点で何歳まで生きられるかを統計から予測した「平均余命」のことで、特定の人が生きられるおおよその年齢のことをいう。

　健康寿命とは、日常生活を制限されることなく健康的に生活を送ることの出来る期間、自立して元気に過ごすことの出来る期間のことをいう。

　日本人の平均寿命は男性81.25歳、女性87.32歳（2018年）、健康寿命は男性72.14歳、女性74.79歳（2016年）で、介護支援を受けながら最期を生きる期間が9〜13年間もあることを示している。健康寿命100歳以上を目指すということは、現在の健康寿命よりあと30年近くさらに長く元気に過ごすことになる。

　「元気に自分の足で、好きな所に行き、好きな時に、好きなものを食べて、自由に幸せに自分らしく生きる」。難しいことではあるが、誰もがひそかに持つ夢であり、希望である。歩けるということは自分らしく生きるためには極めて重要な要素である。

　高齢になるにつれて、体の動きは鈍くなり外的ストレスを乗り切る力は低下し、そのまま何もしなければ健康寿命を終えることになる。

　運動不足と栄養不足（タンパク質、ビタミンD不足など）からくる筋肉量と筋力が低下した状態をサルコペニアという。

　サルコペニアによる「身体的要因」、軽い物忘れや鬱からくる「精神・心理的要因」と、家族や社会とのつながりが弱くなり楽しみや生きがいが希薄になる「社会的要因」などが合わさると、フレイルという健常と要介護との間、つまり要支援の状態（適切な対処で健常に戻れる状態）に陥り、生活での刺激も少なくなり認知症のリスクが高まり健康寿命にとっては大きな影響を及ぼすことになる。

　誰しも一時的に病気になれば他人の世話になることはあるが、自立で生活が出来なくなれば他人、特に身内の世話にならなければならなくなる。しかし身内も高齢であったり子供も自分の生活で精一杯であれば、親であっても世話をすることは簡単にはいかないのが現実である。つまり寝たきりで他人の介護を受けながら最期を迎えるのは誰しも不本意である。せめて寝たきりの期間ができるだけ短いことを誰しも望むところである。

　多くの体動困難な高齢者のたどってきた道を振り返った時に「あの時こうしておけば今寝たきりにならずに済んだ」というターニングポイントが必ずあるはずである。これから健康寿命100歳以上を目指す人たちは、若い人も含めてここから多くを学ばなければならない。ここにヒントが隠されている。

　これから超高齢社会を迎えるに当たり、必ず来る最期が「呆けることなく、自分らしく、自分の足で、自立した生活が出来るように」を目指して、今から自分のこととして必死に

取り組まなければならない。

　多くの人が日常的に心がけ実践し続けるならば、高騰する医療・介護費抑制につながるはずである。

　何歳から健康寿命100歳以上の体つくりを始めるのか、カロリー制限による寿命延長のラットの実験をヒトに当てはめると、小学生の低年齢相当の生後6週目の若いラットの実験であるが、この実験を同じようにヒトに行うということは非現実的であることから、寝たきりの原因として最も多い生活習慣病を引き起こす年齢、認知症の50％を占めるアルツハイマー型認知症の発症の20〜30年前からすでに脳の中で異常事態が始まっていることなどを考慮すると、2008年4月から始められている40〜74歳対象の「特定健康診査」をきっかけにしてスタートさせることが現実的に実現可能な開始年齢である。そして「特定健康診査」の検査結果を参考にして、全てが基準値内の値を示すように日常生活に気を付けて、修正すべきところを修正（治療を受けてでも）しながら体を鍛えていかなければならない。

　「特定健康診査」とはメタボリックシンドローム（内臓脂肪症候群）のリスクがあるかを重点的に検査し、その検査結果に基づき保健指導を受け生活習慣を見直すきっかけを与えられて高血圧、脂質異常、糖尿病、動脈硬化から発症する元気で楽しく過ごすことを妨げる心筋梗塞、脳梗塞・脳出血などの深刻な病気にかからないように予防するための健康診断で、各市町村で毎年施行されている。

　介護を受ける状態に陥る主な原因疾患は高血圧や動脈硬化がもたらす脳梗塞、脳出血そして心筋梗塞であり、いずれも体動障害をもたらし日常生活への支障は大きく、寝たきりになりやすい。その他に生活の質を保つためには認知症の予防が大切で、発症までに20〜30年かかることを考慮すると40歳頃から対策が必要である　[1]。

「特定健康診査」で行われる検査は、
　・身長・体重測定によるBMI（体重kg÷身長m÷身長m：基準値18.5〜24.9）
　・腹囲（基準値：男〜84.9cm、女〜89.9cm）
　・検尿（糖、蛋白）
　・血圧（基準値：〜139mmHg、拡張期〜89mmHg）
　・心電図検査
　・採血による検査
　　　　肝機能　GOT（AST）基準値：11〜33IU/L、GPT（ALT）基準値：6〜43IU/L（肝細胞の酵素）
　　　　　　　　γ-GTP基準値：男10〜50IU/L、女9〜32IU/L（肝臓の解毒作用に関係する酵素）
　　　　腎機能　クレアチニン基準値：男0.65〜1.09mg /dL、女0.46〜0.82mg /dL
　　　　脂質　　LDLコレステロール基準値：60〜140mg /dL

HDL コレステロール基準値：40〜65mg /dL

中性脂肪基準値：35〜149mg /dL

糖代謝　空腹時血糖（10時間以上空腹）基準値：70〜109mg /dL

HbA1c（NGSP）基準値：4.6〜6.2%

血清アルブミン基準値：3.8〜5.2g/dL

貧血　赤血球基準値：男性427万〜570万個/mm³、女性376万〜500万個/mm³

血色素量基準値：男性13.5〜17.6g/dL、女性11.3〜15.2g/dL

ヘマトクリット値基準値：男性39.8〜51.8%、女性33.4〜44.9%

により総合判定（1．異常を認めず、2．軽度異常、3．経過観察、4．要治療（治療中）、5．要精検）、メタボリックシンドローム判定（1．基準該当、2．予備群該当、3．非該当）となっている。

　以上の結果、健康保持に努める必要のある者で特定保健指導の対象者とは、腹囲男性85cm以上、女性90cm以上または男性85cm未満、女性90cm未満で、BMI25以上のうち空腹時血糖100mg /dL以上、中性脂肪150mg/dL以上、HDLコレステロール40mg /dL未満、血圧　収縮期130mmHg以上又は拡張期85mmHg以上に該当する（糖尿病、高血圧症又は脂質異常症の治療にかかわる薬剤を服用しているものを除く）者で、血糖、脂質、血圧の3項目のうち2項目該当で積極的支援対象者になる。1項目でも喫煙歴のある人は積極的支援対象となる。

　基準値とは健康な人の95％が存在する範囲の値、これに対して臨床判断値とは病気になりにくい範囲の値で病気かどうかを判断する値である。

喫煙の害、生活習慣病、DASH食と運動の目安

　①　動物性脂肪や糖質の過剰摂取と運動不足による肥満症に基づく高血圧症、脂質異常症、糖尿病などの生活習慣病に喫煙の習慣が加わると、タバコの発生させる一酸化炭素は中性脂肪やLDLコレステロールを増やしHDLコレステロールを減少させ、脂質異常症をさらに悪化させる。ニコチンと一酸化炭素は血管を収縮させ、一酸化炭素はヘモグロビンと結合して酸素不足、血圧上昇、心臓負荷を増加させ、動脈硬化増悪による下肢閉塞性動脈硬化壊死で切断を余儀なくされる。虚血性疾患の発症率3.8倍、脳卒中発症率も1.3倍と高くなる。糖尿病に対しては血糖値を上げ眼底の網膜の血管障害が4倍もリスクが上がる。将来酸素ボンベが離せない、生活に支障をきたす慢性閉塞性肺疾患（COPD）や癌の原因として重大である。

　②　生活習慣病

　日本人の死因の上位はがん、心疾患、脳卒中でこれらの病気を引き起こす、日常生活が原因の生活習慣病には高血圧症、脂質異常症、糖尿病、肥満症がある。

　平成27年の日本人の三大死因のがん（28.5％）・心疾患（15.1％）・脳血管障害（8.4％）を合わせた死亡率は52％で、日本人の2人に1人がこの三つの病気で死んでいくことになる。

　栄養と食生活に関連する生活習慣病に高血圧症、肥満症、脂質異常症、糖尿病、一部の
がん（大腸がん、乳がん、胃がん）、虚血性疾患、脳卒中、骨粗鬆症がある。
　③　DASH食（Dietary Approaches to Stop Hypertension食：高血圧にストップをかける食
事の新しい方策で、果物・野菜、低脂肪食を多く摂る。脂肪、飽和脂肪酸、赤身肉、砂糖
を含む飲料水は制限した食事とする。アルコール量は日本酒1合、ビール大瓶1本、ウイス
キーダブル1杯、焼酎2分の1合、グラスワイン1.5杯程度）を参考にした食事とする。タ
バコは肺がん、喉頭がん、口腔・咽頭がん、食道がん、胃がん、膀胱がん、腎盂・尿管が
ん、膵臓がんなど90％のがんと関係があり、がん以外では虚血性疾患、脳血管障害、慢性
閉塞性肺疾患（COPD）、歯周病なども関係があり、低出生体重児、流・早産などにも関係
するためにタバコには適量はなく即刻禁煙が大切である。
　④　運動の目安は、1週間に2000kcal以上のカロリーを消費する活動の人（歩く、階段、
スポーツなど）より2000kcal以下のカロリー消費する活動の人の死亡率は1.3倍高い。高血
圧発症は1.3倍高い。従って運動により1週間に2000kcal消費するためには、1日1万歩が目
安となる（健康日本21）。
　健康寿命100歳以上の体つくりの最大の敵はフレイルである。
　フレイルとは2014年、日本老年医学会は、以前には「虚弱」、［老衰］と呼んでいた加齢
に伴う身体の衰えを「フレイル」（Frality：虚弱、弱さという意味の英語からの造語）と名
称変更した。
　フレイルとは「加齢に伴う身体機能低下による健康障害を引き起こす状態」で、そのま
ま何の対策も取らず努力することもなく楽な状態を続けることにより、ますます筋力は落
ち俊敏性は鈍くなり、歩行速度の著しい低下により日常生活に支障をきたす「身体的問題」
を引き起こし、毎日興味を引く楽しいことも無くなり生き甲斐も失せて、物忘れが急激に
進み「精神・心理的問題」を抱えて、独居や社会的孤立に陥り経済的困窮から「社会問題」
を起こす状態に至る。これがフレイルで65〜69歳で5.6％、80歳以上で35％と発症率は年
齢と共に上昇する。
　フレイルの最大の原因の身体機能低下は「サルコペニア」と「ロコモティブシンドロー
ム」から引き起こされている。

サルコペニア

　サルコペニアとはギリシャ語の筋肉［sarx］と喪失［penia］からつくられた造語である。
　サルコペニアは1989年Rosenbergが提唱した「加齢性筋肉減少症」で、筋肉減少、筋力
低下、身体能力低下した状態が主な原因で30歳台から1〜2％ずつ、80歳までに30〜40％
の筋肉量が失われることにより発症する［2］［3］。
　筋肉は体重の40％近くを占めていて、骨格筋、心筋、平滑筋などの種類がある。
　骨格筋の筋線維には遅筋線維と速筋線維の2種類の筋線維がある。

・遅筋線維にはミトコンドリアが多く存在していて収縮速度は遅く有酸素的持久力に優れる筋線維でtypeⅠである。

・速筋線維にはATPase活性が高く大きな収縮力を生み出し持久力の低い筋線維となっていて、速筋線維にはさらに持久力を併せ持つ筋線維のtypeⅡaと、持久力に乏しく瞬間的収縮力に富む筋線維のtypeⅡbの2種類に分けられる。骨格筋は、実際には2種類の筋線維が混在していて、多く含まれる方の線維で遅筋線維、速筋線維とよんでいる。遅筋の代表は、ヒラメ筋、速筋は腓腹筋、足底筋などである。

骨格筋の大きな役割は体を動かすことのほかに糖代謝がある。体の糖代謝の70%は骨格筋で行われている。ひとたび運動不足で糖の取り込みと代謝が行われなくなると肥満、脂肪蓄積、インスリン抵抗性亢進がもたらされることになる。さらに骨格筋からホルモン様物質（マイオカイン）が分泌され多くの臓器、組織の細胞に作用していて、それが滞ることによりさまざまな悪影響がもたらされる。

加齢による筋萎縮は速筋線維に顕著である。骨格筋の再生能力は高く筋線維の細胞膜と基底膜との間に骨格筋幹細胞（サテライト細胞）が接着し、普段は休眠状態になっていて骨格筋が損傷を受けると活性化し筋芽細胞となり筋細胞に分化・融合して筋線維となり、骨格筋が再生することになる。しかし、加齢によりこの筋サテライト細胞は減少しているために、特に速筋線維と筋線維数は減少し、結果、骨格筋全体の萎縮と遅筋化傾向となる。運動不足などの不活動による筋萎縮は、筋線維数は減少しないが遅筋線維の萎縮が顕著で高齢者が病気で寝たきり状態になれば骨格筋量の減少が進行し筋萎縮がさらに加速されることになる。

高齢者の骨格筋の減少は大腿部前面の大腿四頭筋と臍部の腹直筋に著明で60歳で10〜27%減少し、80歳台で40%減少がみられる。

筋萎縮の原因

骨格筋は筋タンパク質の合成（同化）と分解（異化）のバランスで維持されている。

① 身体活動の低下
② 中枢神経線維の減少に伴う刺激の減少
③ ホルモン減少
　　　性ホルモンの減少：筋合成低下、炎症性サイトカイン抑制の低下による筋タンパク質分解増加、エストロゲン低下で神経線維減少（神経筋接合不全）。
　　　成長ホルモンの減少：筋サテライト細胞の増殖に関与するインスリン様成長因子-1（IGF-1）の分泌低下。
④ タンパク質摂取不足0.4g/体重kg以下の摂取（理想は1g/体重kg：〈例〉体重50kg＝50g/50kg体重）
⑤ 炎症性サイトカイン分泌異常：サイトカイン（TNF-α、IL-1、IL-6）の分泌亢進で

筋分解が促進され合成は抑制され筋萎縮となる。

⑥　インスリン感受性低下

サルコペニアの診断

　握力男性26kg以下、女性18kg以下で歩行速度0.8m/秒以下ならサルコペニアが疑われる。

　日常診療でサルコペニアを発見するには、BMI18.5（kg/m²）未満の場合で筋量低下が疑われ、歩き方やつかまり立ちなどの観察により身体機能低下を推測する。

　サルコペニアの判定は、四肢骨格筋量を機器で測定して評価するが一般的ではない。家庭用の体重計の体組成の計測で全身の骨格筋量を測定し、スクリーニングや経過観察に利用できる。

簡易スクリーニング

①　下腿周囲長30cm以下、自分の両手の人差し指と親指で作った輪よりも小さい（指輪っかテスト）。ふくらはぎの筋肉の萎縮の具合がわかる。

②　開眼片脚立位テスト：目を開けて両手を腰に当てて片脚を伸ばし、床から5cm上げて8秒未満。

③　立ち座りテスト：両腕を組み椅子に座った状態から5回立ち上がるのに10秒以上かかる。

以上、2項目以上該当すればサルコペニアの疑いがある。

サルコペニアの症状

１．筋量減少による症状：体重減少、冷え性、熱中症・脱水症にかかりやすい、骨粗鬆症になりやすく悪化しやすい、糖尿病になりやすく増悪しやすい。

２．身体機能低下による症状：横断歩道を渡りきれない、階段を上り下りすることが出来ない、閉じこもり状態になりやすい。

３．筋力低下による症状：立ち上がることが困難になり、力作業が出来なくなる（ペットボトルのふたが開けられない）、易疲労感、易転倒性、ふらつきを伴う。

ロコモティブシンドローム（運動器症候群）

　2007年日本整形外科学会が提唱した概念で「運動器の障害により、立つ、歩く、走る、座るなどの移動にかかわる機能（移動機能）が低下した状態」で、骨粗鬆症や変形性関節症、脊柱管狭窄症といった運動器の障害や運動器の衰えにより、痛み、しびれ、柔軟性低下、筋力低下、バランス能力低下、関節可動域の制限などが引き起こされる。進行すると転倒、要支援、介護の原因となることから移動機能低下予防は大切である。2013年に発表されたロコモの評価法として（１）立ち上がりテスト、（２）2ステップテスト、（３）ロ

コモ 25（身体の状態・生活状況に関する 25 の質問で、日常生活動作の困難さの程度を問う自記式調査票）がある。そして 2015 年に制定された臨床判断値により、「ロコモ度 1 ：移動機能の低下が始まっている状態」、「ロコモ度 2 ：移動機能の低下が進行している状態」を決める。さらに 2020 年に「ロコモ度 3 ：立ち上がりテストで両脚で 30cm の台から立つことが出来ない、2 ステップテストの値が 0.9 未満、ロコモ 25 の得点が 24 点以上のいずれかを満たし、移動機能低下の為に社会参加が制限されている状態」が新設されて、これが身体的フレイルに相当する ［4］。

　運動器の障害で移動能力が低下した状態でサルコペニアと関連が深く加齢による運動器の機能低下や運動器の疾患が原因となる。ロコモティブシンドロームやサルコペニアを改善させ、支障のない日常生活を取り戻すことが重要である。

　ロコモティブシンドロームの原因疾患は変形性関節症（変形性膝関節症、変形性股関節症）、骨粗鬆症、変形性脊椎症（脊柱管狭窄症）などで、ロコモティブシンドロームの状態と加齢による身体機能の衰えで筋力・持久力低下、反応時間延長、運動速度低下、巧緻性・深部感覚・バランス能力などの機能低下が進行してフレイルの状態に陥ることになる。骨粗鬆症による骨量、骨質と強度の低下から起きる骨折を積極的介入により未然に防がなければならない。

介護の必要となった疾患（平成 28 年）

　第 1 位　関節疾患（10.2％）＋転倒骨折（12.1％）＝ 22.3％
　第 2 位　認知症　　　　　　　　　　　　　　　　＝ 18％
　第 3 位　脳血管疾患　　　　　　　　　　　　　　＝ 16.6％

　以上からロコモティブシンドロームと骨粗鬆症に対する対策も極めて大切であることが分かる。

　骨は骨膜、ち密質、海綿質からなり内部は中空になっている。ち密質の中に血管が通り血管の周囲に破骨細胞、骨芽細胞が、ち密質の中に骨細胞が存在している。骨成分はカルシウム、リンなどの無機物で残りは有機物からできている。

　血管から酸素、栄養分を受けながら新陳代謝を行っている。骨粗鬆症は骨のカルシウムが血液中に流れてスカスカ状態になり簡単に骨折しやすくなる。脊椎の圧迫骨折、大腿骨頸部骨折などは歩行に影響を及ぼすために転倒、しりもちなどに注意して日常的に足腰を強化しなければならない。

　骨粗鬆症は閉経後の女性に多くみられ女性ホルモン（エストロゲン）の減少による骨のカルシウムの血中流出の増加が原因となっているので、閉経後の女性は積極的に予防に努めなければならない。

　骨粗鬆症の診断は、DXA 法（Dual Energy X-ray Absorptiometry：異なる波長の放射線を照射して、組織ごとの放射線の吸収率の差で組織の組成を測定する方法で、腰椎か大腿骨近位部の骨密度を測定して若年成人の骨密度の 70％以下の値を示す場合を「骨粗鬆症」と診断する。

　骨粗鬆症の予防は、カルシウム800mg/日とビタミンD20μg以上/日の摂取と他の骨粗鬆症の薬剤の服用（カルシトニン製剤、ビスホスホネート製剤、SERM剤、抗RANKLモノクロナール抗体皮下注、ビタミンK2製剤など）。

　日光浴（夏で10分、冬で30分）とウォーキング、ジョギングなどの骨全体に振動がいきわたる運動などが必要。

サルコペニアとフレイルの予防

　日常的に十分な栄養の摂取と十分な運動の併用が重要である。

　ロバスト（robust：強健者、健常者）とフレイルの高齢者に対して筋力を使ったトレーニングをおこなったところ、全例に筋力増強が見られるが骨格筋量はロバスト高齢者にのみ改善が見られ、フレイル高齢者にはむしろ減少した。栄養をきちんと摂って運動療法を行わなければフレイル高齢者にとっては状態を悪化させる結果になり注意が必要である。

　サルコペニアとフレイルの改善には十分な食事とタンパク質の確保が必要である［5］。

　食物に含まれる炭水化物、脂肪とタンパク質の三大栄養素とミネラル、ビタミンを加えた五大栄養素の摂取が必要である。三大栄養素のエネルギー産生は炭水化物とタンパク質は1gで4kcal、脂質1gで9kcalのエネルギーが産生される。

　タンパク質は、エネルギー源となるほかに細胞の構成成分や酵素の主成分として生命活動を行うためには極めて重要な栄養素で、体内では合成できず外から取り込まなければならないアミノ酸があり、これを必須アミノ酸という。バリン、イソロイシン、ロイシン、リシン、トレオニン、メチオニン、フェニルアラニン、トリプトファン、ヒスチジン（幼児にはアルギニンが必要）の9種類（幼児では10種類）である。

　ヒトの不可欠必須アミノ酸10種類の覚え方は（ア・メ・フ・リ・ヒ・ト・イ・ロ・バ・ト「雨降り一色鳩」である）［6］。

　タンパク質の肉・魚は毎日1g/体重kg（体重50kgの人で50g/日摂取、摂りすぎないこと）程度を、その他に卵、牛乳などさらに納豆などの豆製品、チーズなどの乳製品なども毎日摂取する必要がある。

参考文献

［1］Dale E.Bredesen、白澤卓二監修、山口茜訳『アルツハイマー病　真実と終焉』ソシム、2018
［2］「サルコペニア診療ガイドライン」2017年版
［3］関根里恵、小川純人『サルコペニア24のポイント』フジメディカル出版、2013
［4］富田文「ロコモ対策の新展開　ロコモ度3を医療につなぐ」『日経メディカル』9－13、2020

［5］荒井秀典『プライマリケア医のための実践フレイル予防塾—めざせ健康長寿』日本医事新報社、2017

［6］鈴木孝仁、本川達雄、鷲谷いづみ『新課程チャート式シリーズ　新生物　生物基礎・生物』数研出版、4版、142

第十一章　ストレスの悪影響

　ストレス[1]はメタボリックシンドロームや生活習慣病の発症を助長し増悪させるために、新型コロナウイルスを乗り越えての健康寿命100歳以上の体つくりにとっては悪影響となる。ストレスをうまく回避する術を会得しておかなければならない。

　ストレスには①情動的・心理的ストレス（恐怖や不安など）と、②身体的ストレスの2種類がある。

　①　情動的・心理的ストレスは大脳皮質や大脳辺縁系（大脳辺縁系は一時的な記憶の保管場所である海馬や、怒り、嫌悪、恐怖、喜び、悲しみ、驚きなどの情動反応に関係し、情動の記憶を形成し恐怖反応を引き起こす扁桃体を含んでいる）が刺激され視床下部の「室傍核」に伝わる。

　②　身体的ストレスは大脳皮質を経由せず末梢から直接視床下部の「室傍核」に伝わる。

　「室傍核」はストレス応答の司令塔で、そこから脳下垂体を経て副腎へ信号が伝達されていく。この回路を神経内分泌反応HPA axis（Hypothalamus-Pituitary-Adrenal axis：視床下部―下垂体―副腎皮質系）といい、ストレス時に速やかに、HPA axisが活性化され副腎皮質から糖質コルチコイドが放出されて血糖値を上げ、副腎髄質からアドレナリンが分泌され血圧を上昇させ体を緊急事態に備える。さらに過去に受けたストレスの経験があれば同じストレスに対して反応はより増大し長期に持続する。

　ストレス応答の司令塔「室傍核」は交感神経も同時に刺激する。交感神経は副交感神経と共に自律神経で大脳辺縁系、視床下部、脳幹網様体（睡眠のリズムを作り意識と覚醒の制御を行う）の支配を受けている。

　自律神経とは生命活動機能を担う循環、呼吸、消化、分泌、排泄、体温調節など生命活動を維持するために働き、内臓、心筋、平滑筋（血管、消化管、瞳孔括約筋など）、腺など全身に分布している。

　自律神経には交感神経系と副交感神経系の2種類があり、互いに相反する役割を担っている。

　高位中枢は大脳辺縁系、視床下部、脳幹網様体で末梢の自律神経遠心路の起始部の神経細胞体は交感神経では胸腰髄T1〜L3から、副交感神経では脳幹（中脳、橋、延髄の3つを合わせて脳幹）と仙髄から始まり、副交感神経の高位中枢脳皮質により近くなっている。

　下垂体・副腎系（副腎からアドレナリン、ノルアドレナリン、グルココルチコイドが分泌）と交感神経はストレス応答の前衛部隊で、心臓、筋肉に働きかけてストレス反応をおこし心拍数増加、血圧上昇、呼吸数増加、発汗、潰瘍形成、免疫能低下などを引き起こす。

　ストレスが非常に強いか、長期に持続すれば、高血圧、糖尿病（グルココルチコイド蓄積によるステロイド糖尿病）、筋肉損傷、生殖能力低下、成長抑制、免疫能低下、摂食障害、自律神経障害をもたらし、グルココルチコイドが脳に作用してタンパク質分解が促進され、

海馬を萎縮させ学習能力低下を招き、うつ病やPTSD（心的外傷後ストレス障害：Post-Traumatic Stress Disorder）を引き起こす。

　扁桃体は過活動をおこし前頭連合野はヒトでよく発達した高次機能で、目標を設定して計画を立てて理論的で順序だった効率的な行動を起こし、性格、社会性、感情表出等にかかわる極めて高次な活動が低下することになり、社会生活が営めなくなるなどの障害が出ることからストレスによる影響は甚大である。

　自律神経は、内臓の器官を無意識にコントロールして生命を維持し環境の変化に即応するシステムを、交感神経と副交感神経の2系統で担っている。

　交感神経はアドレナリン作動性神経（胸髄と腰髄に中枢：交感神経の細胞体が存在してここから末梢に分布する）で全身を活性化し身体活動を亢進させ、一方副交感神経はコリン作動性神経（脳幹と仙髄に中枢：細胞体がここから始まり内臓に分布する）で交感神経よりは大脳皮質により近く、神経は内臓に広く分布し抑制的に働き、身体を休息させ全身をリラックスさせている。大脳皮質により近い部位に中枢を持つ副交感神経は、ヨガ、瞑想、マインドフルネスなどを利用して意識的にうまくコントロール出来る余地がある。いずれも別の考えで頭の中を覆い、ストレスの原因を忘れ去り、呼吸により副交感神経優位を保ち、ストレスで活性化された交感神経を抑制しストレスを回避している。

　恐怖や怒りで交感神経が刺激されノルアドレナリンが分泌され、その後次第におさまって行くのは副交感神経からアセチルコリンが分泌されることによる。

呼吸によるストレス回避

　呼吸は（1）神経性調節と（2）化学的調節により調節が行われ、化学的調節が主体となっていて動脈血酸素濃度と二酸化炭素濃度に反応する形で行われている。

　（1）神経性呼吸調節には自律性呼吸調節と行動性呼吸調節がある。

・自律性呼吸調節は脳幹部の延髄に呼吸中枢があり、その神経細胞のペースメーカーニューロンは周期的に発火することにより正常な呼吸周期（安静時15回/分）を維持している。呼吸は不随意運動で、意識的にはコントロール出来ない。

・行動性呼吸調節は会話、歌を歌う、深呼吸、息こらえなど自分の意思でコントロールすることも可能で、脳幹部より上位の大脳皮質によって呼吸が行われている。

　（2）化学的呼吸調節は動脈血中の酸素分圧（PaO_2：基準値80〜100Torr）、二酸化炭素分圧（$PaCO_2$：基準値35〜45Torr）、pH（基準値：7.35〜7.45）を感知する化学受容体により調節されている。

　化学受容体の中枢は延髄にあり、脳脊髄液のpHの変化により$PaCO_2$の上昇を感知し呼吸中枢を刺激し、上昇した$PaCO_2$を正常化するために呼吸量を増加させる（PaO_2の低下には反応しない）。

　息を止めると息苦しくなり$PaCO_2$が上昇し、延髄の呼吸中枢が刺激される。つまり延髄

が刺激され延髄にある副交感神経の中枢にも刺激が及び、副交感神経が刺激を受けることになる。

　　末梢の化学受容体は頸動脈分岐部の頸動脈小体（carotid body）に受容体があり、pHの低下、$PaCO_2$の上昇に反応し、特にPaO_2の低下に敏感に反応（$PaO_2 < 60Torr$で活発化）する。PaO_2低下を感知した頸動脈小体は舌咽神経を介して延髄の呼吸中枢に信号を送り、呼吸運動によりPaO_2、$PaCO_2$、pHの値を正常に戻す。さらに大動脈弓にある大動脈小体（aortic body）は迷走神経を介して延髄に刺激を送ることになる。呼吸を止めたり、時間をかけた呼気により唯一意識的に副交感神経を刺激することが出来る（図27）。

ストレスの多い日常

　　ストレスの多い現代社会においては常に交感神経優位の臨戦態勢を余儀なくされている。

　　交感神経の神経伝達物質はノルアドレナリンで交感神経亢進により副腎髄質からアドレナリンが放出され瞳孔が開き、心臓の拍動は増大し血圧上昇がみられる。副腎皮質から糖質コルチコイド（コルチゾン、コルチコステロン）と鉱質コルチコイド（アルドステロン）が産生されてストレスに耐え続けている。

　　糖質コルチコイドは胃・十二指腸潰瘍を発症させ、免疫能を抑制し長時間続けば体に悪影響が及び健康寿命100歳以上の体つくりの大きな障害となる。

　　ストレスを回避するということは、ストレスの原因になる内容をマインドフルネスなどで頭の中から追いやり、亢進した交感神経を抑制し副交感神経を活性化させて心身をリラックスさせることである。

　　副交感神経に刺激を意識的に与えられるのは、呼吸を止めたり、ゆっくり息を吐いたりすることで、血中のPaO_2を下げ、$PaCO_2$を上げて頸動脈小体から舌咽神経を、大動脈小体から迷走神経をそれぞれ経由して延髄の呼吸中枢に信号が送られ、最終的に延髄に刺激が伝わり、同時に近くの副交感神経の中枢の脳幹（中脳、橋、延髄）にも刺激が及び、副交感神経が亢進し唾液・気道の分泌が高まり口腔内が潤い、心機能を抑制し血圧を下げ消化管の運動、インスリンや消化酵素の分泌が活発になり、体はリラックスしストレスは和らいで行くことになる。

　　日常生活での身体活動をはるかに上回る衝撃、天災、事故、命が脅かされる状況、家族・配偶者の死などの出来事にさらされると、その刺激は脳の扁桃体、視床下部、脳下垂体、副腎に及び、ストレスに立ち向かうことになる。

　　副腎皮質からの糖質コルチコイド（グルココルチコイド：副腎皮質ホルモンで糖代謝に関係し、抗ストレス・抗炎症作用がありコルチゾールが代表）の血中濃度が上昇すると脳にとっては有害で海馬は萎縮し認知機能低下から認知症につながる。しかし糖質コルチコイドの血中濃度が正常化すれば、海馬に新しい神経細胞が構築され機能を回復する可塑性により記憶力の回復が得られる。神経の可塑性とは、神経系は外界の刺激により常に機能

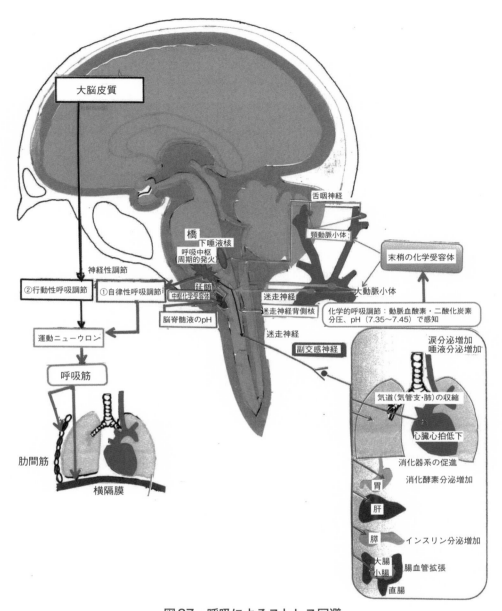

図27　呼吸によるストレス回避

呼吸は（1）神経性調節と（2）化学的調節により呼吸調節が行われ化学調節が主体である。動脈血の酸素濃度と二酸化炭素濃度に反応する。

(1) 神経性調節：①自律性呼吸調節は脳幹部（延髄）に呼吸中枢があり神経細胞（ペースメーカーニューロン）は周期的発火で無意識に呼吸を行う（意識ではコントロールできない）。②行動性呼吸調節は会話、歌、深呼吸、息こらえなど意思でコントロール可能で脳幹部より上位の大脳皮質で呼吸調節が行われる。

(2) 化学的呼吸調節：動脈血酸素・二酸化炭素分圧、pH（7.35〜7.45）を化学受容体で感知し中枢は延髄にあり脳脊髄液のpHを呼吸量で二酸化炭素分圧を変え正常化させる。
　　末梢の化学受容体は頸動脈小体→舌咽神経→延髄呼吸中枢、大動脈弓の大動脈小体→迷走神経→延髄で呼吸が行われている。呼吸を止めたり、ゆっくりすることにより二酸化炭素分圧が上がり延髄の呼吸中枢が刺激され延髄にある副交感神経の中枢にもその刺激が及び副交感神経が活性化され交感神経を抑制し緊張を意識的に和らげることが出来る。

的、構造的変化を起こしていて、このような性質を可塑性といい、①脳の発生、発達、②老化、障害による神経細胞の消失の補填と回復、③シナップス合成（synaptic plasticity）の3つからなり、短期記憶障害はシナップスの伝達効率の改善により、長期記憶障害はシナップスの結合の数や形態の変化の改善により記憶力の回復が得られる。

　ストレスが軽減されれば糖質コルチコイド濃度は低下し海馬の萎縮は防止され、大脳皮質の増加が見られ認知力が回復することになるので、ストレス軽減は非常に大切なことである。

ストレスコーピング

　ストレスを軽減させるためにはストレスコーピング（stress coping：ストレス対処行動、cope：対処する、うまくやるという意味）という方法が有効である。
　心理学者ラザルス（Lazarus, R. S）が提唱したコーピングとは「個人と環境が影響し合った結果、個人の資源を脅かすと判断された場合に個人がとる認知行動的努力」と定義している［2］。
　人間のストレスに対する認知評価は①ストレッサーの認知（一次的認知評価）と、次の②ストレス反応の認知（二次的認知評価）と2段階で行われている。
　ストレッサーとはストレスの原因となる外部、環境からの刺激のこと。

ストレッサーの分類

・物理的・科学的、肉体的なもの：労働環境、労働時間、病気、喫煙、飲酒、騒音、暑さ、寒さなど
・心理的なもの　　　　　　　　：怒り、悲しみ、不安、恐れ、焦りなど
・社会的・人間関係的なもの　　：人間関係トラブル、解雇、転職、ノルマ、恋愛、離婚など
・変化　　　　　　　　　　　　：寒さから暑さへ、安心から不安へ、安定から解雇へなど

①　一次的認知評価：自分に関係があり有害と感じられるストレスフルと認知される
②　二次的認知評価：ストレスフルの物事に対して対処方法を知っているかの判断である「結果期待」と、対処方法が実現可能の判断である「効力期待」の2つが認知され、2つとも対処可能の判断ならばストレスは和らぎ、対処不可能の判断でストレスは高まる。

コーピング（対処）方法

①　問題焦点型：原因を解決することに重点を置く。
・ストレスの原因を根本的に取り除き、ストレスフルな状況から抜け出せるように行動する。
・環境を変化させて原因を遠ざける。
・相談してみる。
②　情動焦点型：感情の制御に重点を置く。
・気持ちを変化させ解消させてストレスをコントロールする。
・気晴らしで好きなことをする。
・コーピングスキル能力が必要な趣味、旅行、ヨガ、アロマテラピーなど。
・問題を頭から遠ざける。

ストレスコーピング4つのタイプ

1．積極行動型：問題解決に取り組む（問題焦点型）
2．気晴らし方：ストレス発散を重視（情動焦点型）
3．否認型：ストレスと向き合わずなかったことにする
4．回避型：ストレッサーを物理的に避ける
人間はこの4つを組み合わせてストレス回避する。
以上、ストレスになる原因を変化させて感情を紛らせる方法ということになる。
ストレスを感じると無意識にこの4つのタイプを組み合わせてストレスを回避している。しかも偏らずバランスよく組み合わせることが大切である。

参考文献

［1］Selye, H. "A syndrome produced by diverse nocuous agents" *Nature*, 138, 32, 1936
［2］Lazarus, R.S., Folkman. S., *Stress, Appraisal, and coping*, Springer Publishing Company, 1984
［3］社会福祉士試験対策研究会『福祉教科書　社会福祉士・精神保健福祉士　完全合格テキスト共通科目』翔泳社、2020

第十二章　運動は健康寿命延長に最も大切

　人類は細胞内のミトコンドリアとの共生により大量エネルギー産生能力を獲得した。サル・チンパンジーやゴリラとの共通祖先から二足歩行を選択し、移動エネルギー消費を75％減少させ飢餓に適応するエネルギー貯蔵の能力を持ち、食料不足恒常化の環境の中で狩猟採集のために両手で道具を使い、長距離広範囲に食料の採取と運搬を可能とした。ヒトの進化においてあらゆることが出来る能力を持った革新的行動様式の変化をもたらした。

　平均寿命もサル・チンパンジーと比べて20〜25歳の寿命延長に成功した。この時ヒトは外的、内的環境変化に適応するために「生理的恒常性」の体内バランスを獲得進化させ、近代までの750万年（二足歩行の起源は2013年に共通祖先からヒトとチンパンジーの分岐した時期と抜本的に改正された。それまでは400万〜600万年前とされていたが、分子時計で推定し直して750万年前ごろとなった）の過程を経て、19世紀には飢餓の根絶、貧困・戦争の減少、不衛生の克服、医療の向上などの外的環境の改善で平均寿命50歳前後を達成できた［1］。

　現代、世界の人類は、根本的には750万年前に「生理的恒常性」を獲得した形質のままであり、この直近100年間で外的環境の変化だけで爆発的に寿命を延長させ、同時に過食と運動不足などにより生活習慣がもたらした生活習慣病（糖尿病、高血圧、動脈硬化、脳卒中、心筋梗塞など）、骨粗鬆症・骨折、フレイル、認知症、肥満症、がんなどが出現する結果となり、徐々に破綻に向けてまっしぐらに進む危機的状況となっている。

　つまり、本来われわれにとっては、毎日体を動かし（運動）、食べ過ぎず必要最小限に摂取することが、人類の進化で培われた「生理的恒常性」に適合するということであり、一日中獲物を求めて歩き回り、毎日重労働しても満足のいく食料を得られず常に飢餓状態、このような環境に適応するように進化してきたのだから、体を動かし食べ過ぎないことが本来の形質にふさわしい日常生活である。

　これがまさに健康寿命100歳以上の体つくりの処方箋である。

　現代の日常はsedentary life（座りがちな移動しない生活）で、本来のヒトとしての体には不自然な生活となっている。

　平成18年国民健康栄養調査の運動時間の調査では、15歳以上の国民のうち全く運動を行わない男女が30％を占め、運動を行い習慣化している20〜50歳台の男女は10％しかいないという結果で、いかに運動しない国民であるかがわかる。

　身体活動（physical activity）とは骨格筋の収縮によって生じる身体動作全体をさし、仕事、移動、生活動作などすべての身体の動きをいう。

　運動（exercise）とは体力、健康維持・向上を目的とした意図的に実施する身体活動で、身体活動のうち運動でない動きは生活活動（lifestyle physical activity）といい、仕事、通勤、

家事、余暇活動などが含まれる。

体力又はフィットネス（physical fitness）とは身体活動を行うことが出来る能力のことで筋力、柔軟性などいくつかの要素からなる。

心肺持久力（cardiorespiratory fitness：CRF）とは「多くの筋群を中等度以上の運動を長時間継続できる能力」のことで、高く保つことが心血管疾患のリスクを抑えるために重要で、心肺持久力は循環呼吸器系と骨格筋機能に依存しているために日常運動で増加させることが可能である。

運動療法

運動療法とは「疾患の治療を目的に運動処方に基づき運動を実施すること」であるが、WHOでは「健康とは単に疾患がない状態ではなく、身体的、精神的、社会的にwell-beingな状態である」とし、「健常者、有疾患者にかかわらず健康の維持・促進、疾患の予防・治療・リハビリテーションを目的として医学的配慮に基づいて運動を行うこと」と広くとらえられている。運動療法は食事療法とともに生活習慣療法の中心になる。

運動療法により骨格筋系に筋力増強、関節可動域開大、関節・筋の痛みや凝りの軽減などが得られ円滑な日常生活をもたらし、骨粗鬆症予防に効果があり、循環呼吸器系に対しては心肺持久力が向上し日常生活がより活発になり疲労しなくなる。代謝系に対しては体重、血糖、血中脂質の改善、インスリン抵抗性の低下、HDLコレステロール上昇、中性脂肪（TG）の低下が顕著に認められ、冠動脈疾患・脳卒中などの動脈硬化性疾患の予防になっている。精神系には精神的ストレスの軽減と、生活に張りと活力をもたらしている。

軽度から中等度の負荷で数十分以上の間十分な酸素を供給できる運動（ウォーキング、ジョギングなどの有酸素運動）で代謝系や心肺機能の改善がみられる。

運動の強度は、運動中の心拍数で推定最大心拍数（220－年齢）×60％になる強さの運動が必要。

Borgの主観的運動スケール（運動時の主観的 'きつさ' が6〜19までの整数で表されていて、持久的運動の場合、その数字を10倍したものが心拍数に近い数字になる）で13（somewhat hard：ややきつい）の適度に息が荒くなり汗が出る程度で、30〜60分間続けられる運動が理想的である［2］。

速度、時間、姿勢などを意識した一日一万歩のウォーキングやスロージョギングは有効である。

運動によるブドウ糖と脂肪の代謝への影響

安静時の筋肉では脂肪組織より放出された遊離脂肪酸(FFA)が主なエネルギー源となっている。

　筋肉収縮によるエネルギー需要増大に対しては筋肉中グリコーゲン、血中グルコース、肝の糖新生、脂肪分解によるFFA供給により対応しているが、エネルギー源の供給選択は、

①　運動の強度
②　持続時間
③　個体のトレーニング度
④　栄養状態

の4つの要因で決定される。

　重量挙げの最大努力、数秒間の運動、100〜400m短距離走など数十秒間継続の運動、更に長い運動、120分以上の運動など、それぞれエネルギー源が異なってくる。

運動のブドウ糖と脂肪の代謝への影響

　運動によりインスリンは肝から糖の放出を抑制し、骨格筋・脂肪組織の糖の取り込みが促進され血糖の低下（運動によりインスリン分泌は低下するが）をもたらすが、その機序は、筋肉が収縮して活性化されたAMPK（AMP activated protein kinase）によりGLUT-4（glucose transporter type 4：2型糖尿病にかかわるグルコース輸送体「GLUT-4」は細胞内の小胞に蓄積していて、インスリンの刺激に応答して細胞膜に移送して血中グルコースを細胞内に取り込む）が筋細胞膜上に移行（translocation）して糖の取り込みが亢進して血糖値の低下がみられることになる［3］。

　運動強度が大きいか長時間に及ぶ場合はグルカゴン、カテコールアミンなどインスリン拮抗ホルモンの分泌が刺激され、肝臓の糖放出と脂肪分解による遊離脂肪酸FFAの供給が増大し、エネルギー源の補充がなされる。

　コントロール不良の糖尿病患者が無理をした強い運動を行うとインスリン拮抗ホルモンが分泌されて血糖値上昇がもたらされ、肝のケトン体合成が亢進し糖尿病が悪化する（ウォーキング10〜30分間程度が望ましい）ので注意が必要である。

AMPKの活性化

　AMPK（AMP-activated protein kinase：代謝マスタースイッチ）は、ストレス刺激（身体運動、筋収縮、低酸素、pHの低下、浸透圧ショック）によって活性化され、細胞内のエネルギー状態を感知しミトコンドリアの産生エネルギー・ATP合成を制御する代謝スイッチの一つで、ATP低下とそれに伴うAMP（アデノシン一リン酸）の増加により活性化され細胞内のエネルギー恒常性の維持を行っている。

　低強度でも長時間の運動ならAMPKは活性化されグルコースの取り込み亢進と脂肪酸酸化亢進が見られることから、加齢に伴う筋力と筋量の低下に対しては有酸素運動に加えた低負荷で高頻度の力まない筋力トレーニング（レジスタンス運動：ダンベル、リフティ

ング、ローイングなど）を併用することが推奨されている。

運動の効果

　運動により体脂肪量と内臓脂肪が減少、脂肪細胞から善玉のアディポネクチン分泌亢進、TNF-α・レジスチンなどの悪玉アディポカインの分泌低下、骨格筋によるサイトカイン（IL-6）の分泌により脂肪の分解、脂肪酸のβ―酸化、肝でのグリコーゲン分解がもたらされる。

　持久力は骨格筋内のグリコーゲン量により決定され、グリコーゲンが枯渇すればアミノ酸や脂肪からエネルギー供給を受けるようになるが「クエン酸回路（TCA回路）」が十分作働出来なければエネルギー供給は低下して行く。従って運動中のエネルギー補給はグルコースよりも果糖（フルクトース）が優れている。グルコース摂取ではインスリン分泌が刺激され脂肪分解が低下するが、フルクトースにはこのような作用はなく脂肪分解の抑制は起こらないためにFFA（遊離脂肪酸：脂肪細胞は中性脂肪を蓄えていて酵素の働きでグリセロールと共にFFAとして血中に放出される）供給によりエネルギーが産生され筋肉グリコーゲンの節約につながる。運動後の筋肉疲労の回復はグリコーゲン量の回復の程度にかかっている。そのためにはグルコース単独摂取よりもクエン酸同時摂取でクエン酸がグルコース分解を抑えてグリコーゲン合成を促進させることで疲労回復は速やかである。

　低糖質食での運動トレーニングは慢性的な骨格筋内のグリコーゲン不足を招き骨格筋内GLUT-4タンパク質量が増大し、インスリンの刺激により骨格筋の細胞膜に移送して血中ブドウ糖の取り込みが亢進される。

運動と骨粗鬆症

　加齢に伴い筋肉と骨の減弱が並行的に進行して行くが、骨の健康は骨の鉄筋に相当するコラーゲンの合成促進が重要となる。骨量が発育・発達期に増量し、中年以降減量して行くのは骨形成が体タンパク質合成力の動きを反映したものであることから、身体活動と骨との関係は体タンパク質合成を活性化するレジスタンス運動が骨量・骨密度を増大させるが、体タンパク質分解を促進するエアロビック運動、マラソンなどでは骨量・骨密度は減少する。骨コラーゲンの分解物のデオキシピリジノリンの尿中排泄量がマラソン選手で一般人より30％も多く一般人に比べてマラソン選手の骨密度は10〜20％も低下しているが、体操選手は顕著に高くなっている。慢性的身体活動は筋肉、骨づくりに重要であり、かつ軽レジスタンス運動（ダンベル体操）を取り入れカルシウム、ビタミンDの摂取と日光浴を行うことが健康寿命100歳以上体つくりに必要である [4]。

運動効果のメカニズム

①　運動と認知機能

最大心拍数の60〜70％の有酸素運動（踏み台昇降運動、自転車エルゴメーター、ウォーキングなど）、レジスタンス運動（ダンベル体操など）、二重課題運動などにより海馬の血流が増加し容積の増大が認められる。インスリン様成長因子（IGF-1：insulin-like growth factor-1　インスリンによく似た構造を持つ増殖因子で成長ホルモンにより肝臓、骨格筋で産生され、成長ホルモンの作用はIGF-1を介して行われる。アルツハイマー病の原因物質を減少させる）、脳由来神経栄養因子（BDNF：brain derived neurotrophic factor　神経細胞の生存維持、神経突起の伸長促進、神経伝達物質の合成促進などの作用がある）、血管内皮細胞増殖因子（VEGF：vascular endothelial growth factor　この産生細胞はマクロファージ、平滑筋細胞などで血管新生促進、血管透過性亢進作用がある）などの液性因子が増加し、認知機能の向上が見られる。

骨格筋の筋肉収縮により産生されるマイオカイン（myokine：myo筋肉、kine作動因子）には多くの種類があり（100種類以上）、その中のSPARC（secreted protein acidic and rich in cysteine）には大腸がんを抑制する効果がある。

アディポネクチンは糖尿病、動脈硬化、うつ病に効果があり、アイリシン（irisin）により内臓脂肪量の減少と認知機能改善がみられる。

②　運動による認知機能改善のメカニズム

運動することによりIGF-1インスリン様成長因子が増加し神経と血管の再生が行われ、BDNF脳由来神経栄養因子が増加し血管新生とシナプスの可塑性の増強がもたらされ、VEGF血管内皮細胞増殖因子の増加から血管新生により認知機能改善が得られる。

運動によるインスリン抵抗性が低下しシナプス可塑性の増強と白質変性の抑制が得られる、ホモシスティン（homocysteine：血中アミノ酸で葉酸、ビタミンB12ビタミンB6不足で高値となり動脈硬化が進行し循環器疾患での死亡率が高くなっている）が低下することにより白質変性抑制が見られる。抗酸化酵素増加により活性酸素を抑制して細胞障害を減少させる。脳の血流が増加して海馬へのエネルギー供給増加により活性化が期待できる。

③　加齢と運動量

定期的運動は健康寿命を延ばし認知機能を改善させるために極めて重要で、いつも座りがちな生活を送る人の寿命は短く認知症の危険性がある。

運動には水泳、ダンス、エアロビクス、ジョギング、スポーツジムでの筋肉トレーニング、テニス・野球・卓球などのスポーツといろいろあるが、健康寿命100歳以上を目標とするならば、

例えば100歳以上で歩いて生活することを考えて一日100〜500歩移動するとして、

95〜100歳は1000〜3000歩/日

90〜95歳は3000〜5000歩/日

85〜90歳で8000〜10000歩/日

85歳以下は10000〜歩/日（可能ならウォーキングより強度の運動が考えられる）

　以上の歩数は外来などで患者さんからの聞き取りと私の経験により決めた歩数である。

　85歳までにどれだけ筋力、体力、骨量、心肺能力を鍛えて維持できるかが100歳で歩ける生活が行われるかを左右する。

　85〜90歳以降は鍛えて筋力、体力を増強させることは難しい（個人差があり可能な人は筋力増強も可能）がそれまでに出来るだけ蓄えておくこと、それまでは生活の一部として運動を取り入れ習慣化するまで日々のたゆまぬ努力が必要である。

参考文献

[1] ジェレミー・テイラー著、小谷野昭子訳『人類の進化が病を生んだ』河出書房新社、2018
[2] 佐々木淳「メディカルチェックと運動処方　内科」『日本臨床』67巻増刊号、343－350、2009
[3] 佐藤祐造「肥満症」『日本臨床』67巻増刊号、241－245、2009
[4] 飛松治基、堀内敏行「慢性疾患と運動療法　骨粗鬆症」『日本臨床』67巻増刊号、414－417、2009

第十三章　健康寿命100歳以上の体つくりの「究極の運動」

　「歩く」という動作は、直立二足歩行の選択で手に入れ進化した人類にとって、生まれつき備わった自然で基本的な動作である。ヒトは生後1年前後で立ち上がり、歩き始め、さらに半年で走り出すといった社会生活を生きて行くうえで必要で基本的な動きであるが、現代社会では、歩くことや立つことさえも少なくなった日常の慢性的な運動不足とあふれるおいしい食品に囲まれた食べ過ぎと飲み過ぎの日々の生活の結果として、肥満症に陥りメタボリックシンドロームがもたらす生活習慣病が、平均寿命と健康寿命の延長にとって大きな障害となっている。

　量的運動不足にとっては全身の有酸素運動が効果的であるが、まずは一日のうち座位で過ごす時間を出来るだけ少なく、必要でない限り座らない生活を心掛けることが大切である。そして人類の直立二足歩行の原点に戻り、まずは歩くこと（ウォーキング）を始める。いつでも、どこでも、1人で出来る運動である。元気な人ならば、速すぎないゆっくりしたスロージョギングも運動不足解消には優れている。

ウォーキングとジョギングの違い

　日常的な歩行速度は毎分70m程度で、積極的歩行になると毎分100〜120mとなり、それ以上の速度で歩くことは滞空局面（両足とも地面から離れている局面）のない歩行動作では困難である。せいぜい毎分70〜100m程度の狭い範囲がウォーキングである。

　ジョギングの走る動作では滞空（両足とも地面から離れる）して歩幅が伸びて毎分100〜300mと速度の幅が広がる。ウォーキングに近い毎分120〜150m程度のジョギングは安全で効果的である。

　ウォーキングは一歩一歩地面を丁寧に踏みしめる楽しさがあり、ジョギングは滞空によりぴょんぴょんと弾む楽しさが体感でき、着地衝撃も骨密度強化の刺激になる。

　消費カロリーは移動距離当たりの消費カロリーでウォーキングやジョギングと全力疾走では殆ど同じ消費カロリーで、体重1kgあたり1kmの移動で1kcalとなり全力、短時間で燃え尽きるよりゆっくり長い時間かけて持続できるウォーキングとジョギングが量的運動不足解消には効果的である。

　生活習慣として継続して行くためには自覚的運動強度で「きつい」と感じない程度で、いつもよりやや速めだが楽しく、快活に、余裕をもって、歩いたり、走ったりする程度の速さで風景や、四季の移り変わりを楽しむことが大切である。

スロージョギングを始める

　スロージョギングを初めて始める人はまず「歩くよりもっとゆっくり走る」を常に心がけ、決して無理をせず、いつまでも継続することが重要である。

　現在ウォーキングを普段から行っている人ならば、その中でゆっくり10mだけ両上肢を直角に曲げてにぎりこぶしを腰に当てて走るぞという意気込みで、歩くよりゆっくり10mだけ走る真似をして進んでみる。これがスロージョギングの始まりである。決して無理をしないで少しずつ10mを20mに伸ばしていくと、いつの間にか全行程をゆっくりではあるがスロージョギングで完走できるようになり、自分の進歩に自信が付き、もっと距離を伸ばそうと積極的になり、だんだんスロージョギングが楽しくなってくる。自分に体力がついてきたことと走る爽快感、まさに「ランナーズハイ」を実感できるようになる。そうなればいつまでも、どこまでも走れるような気になり、もしや42.195kmをゆっくりではあるが完走出来るのでは、という気がして来る。これは決して特別な人ではなく誰にでも、すべての人に可能なことであり、潜在的に持っている能力なのである（眠らせているだけである）。歩く延長として行うので決まりごとはなく、自分に合った自分なりのやり方を作り出していいが、より効果的に行える方法がある。

スロージョギングの走り方［1］

① 　ゆっくり少しだけジャンプするような気持ちで小刻みに走る。
② 　歩幅は10〜40cm程度。
③ 　肩幅の2本の線上を右足のラインと左足のラインと真直ぐ走る（膝、腰への負担が少ない。一本の線上の上を走るのは体が捻じれて腰や膝に負担がかかり痛みの原因になったり、けがもしやすくなる）。
④ 　足裏外側で着地する（つま先着地でなく、足裏の外側で着地すると自然と足の第1趾の付け根の拇趾球に体重移動し、次の蹴りだしに移行することによりゆがみを緩和したスムースな走りが出来る、かかと着地は衝撃が3倍強くなる）。
⑤ 　顎を軽く上げて真直ぐの軸、頭—肩—背骨—腰—膝—足裏土踏まずのラインを保ちながら走る（呼吸が楽になる、脚が引き上げやすい、腕が自然に振れる、視界が広がる、楽しく楽に走れる、無駄なエネルギー消費がなくなる。顎を引いて走ると軸が曲がり胸がしぼんで苦しくなり、脚も上げづらくなり視界も下をうつむくだけになる）。

スロージョギングの体に及ぼす影響

① 　足腰の大きな筋肉が鍛えられる大臀筋、大腿四頭筋（太もも）、大腰筋、腓腹筋（ふ

くらはぎ）などが主に鍛えられ転倒、ふらつき防止になる。

軸がぶれないように走るとインナーマッスルも鍛えられて体幹部分を効率的に強化出来て正しい姿勢を保ち、股関節から大腿部を上げる動きや、体の左右のぶれが少なくなる。

② 心肺機能が向上する。

坂道や階段も苦にならずに上がれて、疲れにくく、日常生活が楽になり楽しくなる。

③ 筋肉を動かすことによりAMPK（AMP-activated protein kinase）は骨格筋などで強く活性化され、ミトコンドリアの脂肪酸の取り込みが亢進し、糖の取り込みに重要な役割を持つGLUT-4（glucose transporter4）の発現が亢進し、血糖降下が見られる。骨格筋の筋線維の組成が速筋線維タイプから疲労耐性の遅筋線維タイプに変化（筋持久力が高められる）する。

これらの結果、骨格筋を動かすことによりAMPKは糖代謝能、脂質代謝能を上げ、転写補助因子であるPGC-1αタンパク質の発現も高まり筋線維組成決定とミトコンドリア増殖が行われる。

④ 心拍数増加により血流量が増え、刺激を受けた血管内皮細胞は一酸化窒素を産生し血管を拡張させ、さらに血流が増し全身の隅々まで血流がいきわたり、全身の一つ一つの細胞が活性化され、視力さえも改善される。さらに抗酸化酵素の増加が見られ、酸化ストレスを低減させ、サイトカインなどによる炎症も少なくなり動脈硬化が予防改善される（動脈硬化による脳梗塞と狭窄動脈の末梢側の血流が流れ込む部位の動脈硬化壁の脆弱性により容易に動脈破裂をおこし脳出血になる）。

⑤ 精神的リラックスと脳機能の改善

運動による血流量の増加が脳への酸素供給を増やし、気分爽快になり思考能力向上が見られる。

BDNF（brain derived neurotrophic factor：脳由来神経栄養因子、脳の神経細胞から分泌される）の分泌が促進され神経細胞の生存維持、神経突起の伸長促進、神経伝達物質の合成促進などの作用があり脳細胞の保護や機能回復がもたらされ、ストレスによるダメージから守ってくれる。

因みにアルツハイマー病の海馬のBDNFは健常人より減少している。

うつ病の回復に期待が持てる。

運動によって体肢各部から生じる感覚の刺激により脳幹網様体などを経て大脳皮質全体を覚醒させる効果がある。又長時間の走りにより脳内に麻薬様物質β―エンドルフィンが産生されてランナーズハイという快感をもたらす。

海馬の細胞が分裂増殖し記憶力、知的能力の改善も期待できる（認知症の予防）。

発汗、呼吸心拍亢進により自律神経系の活動を活発化し、体調の改善に役立つことになる。

スロージョギングで前頭連合野も活性化される。前頭連合野はヒトの大脳の30％を

占め言語、数字など抽象的概念を持ち判断、思考、計画、企画、創造、注意、行動感情抑制、コミュニケーションなど高度な分析や判断の人間らしい活動を行う部位である。現代社会で要求される情報処理能力、コミュニケーション能力、プレゼンテーション能力、空気を読む能力などが活性化される。

⑥ 脂肪消費により肥満解消、生活習慣病の予防効果が認められる。
BMIと血液検査値が基準値内になる。
スロージョギング程度の運動が最も脂肪燃焼効率が良い。

⑦ 良好な睡眠が得られる。
普段交感神経亢進した生活では良好な睡眠は得られないが、適度の運動で軽く交感神経を刺激しその後ゆったりして眠ればいい睡眠がとれる。まさに現代人にとって最適な運動である。

⑧ 胃腸の機能改善が見られ食事がおいしく食べられる。
筋肉がインターロイキンを分泌し腸に働きかけ、インクレチンなど分泌して血糖値を下げる。

⑨ 呼吸の回数、深さなど変えて呼吸法による副交感神経を高める。走りながらマインドフルネスを行い心の安定を図り、ストレス社会を乗り切る力を養うことが出来る。

⑩ 血圧の安定化が得られる。
心・血管から分泌されるナトリウム利尿ペプチドは腎臓に働き塩分・水分を排出させ血圧を下げ、心血管の負担を減らす。さらに血管内皮細胞から運動の刺激により一酸化窒素が分泌され、血管が拡張し血圧が下がり、心血管を保護し動脈硬化の予防につながる。

⑪ ミトコンドリアの活性化。
運動により心臓、肺臓、筋肉が多くのエネルギーを要求するためにミトコンドリアが活発になり多くのエネルギー産生が行われる。

⑫ 免疫能の改善が期待できる。

参考文献

[1] 新田幸一、伊藤重範、川野泰周「スロージョグが効く！」『RUNNING style』エイ出版社、2017.5

第十四章　運動と食事の目標そして睡眠

　寿命20年のサルから進化した人類は、19世紀には45〜50歳の寿命になり20〜25年の寿命延長に成功したが、遺伝子や体質の進化ではなく外的要因がもたらした結果であるとすれば、現代の「飽食・過食と運動不足」は人類にとっては危機的状況をもたらすと言える。

　「飽食・過食と運動不足」の生活習慣を改善して、外的要因の更なる進歩があれば、現実に120歳近くまで生きている人が実在していることを考えれば、「健康寿命100歳以上」は今の時代ならば決して不可能なことではない。

　日々の短期目標を設定してそれを毎日クリアしていく、そして年に1〜2回血液、尿の検査を行い基準値内の検査値を目標に、基準値外の値ならば修正するように地道に日常的に努力し長期目標を目指すことが大切である。

　（I）　毎日〜週1回の体重チェックをする。

　BMI＝22を目標とする（BMI＝体重kg÷身長m÷身長m：18〜24.9が基準値）。

　BMI＝25以上の場合　200〜400kcal/日の減量によりBMI=22を目指す。12時間絶食（夕食〜翌日朝食）

　BMI=22〜24の場合　200kcal/日の減量によりBMI=22を目指す。12時間絶食（夕食〜翌日朝食）

　BMI=18〜22の場合　カロリー減量の必要なし。12時間絶食（夕食〜翌日朝食）

　BMI=18以下の場合　一日必要カロリーを摂取BMI=22を目指す。12時間絶食（夕食〜翌日朝食）

　（II）1回1時間以上の運動を週3回以上行う。

　（III）年に1〜2回の採血、検尿検査して全て基準値内を目指す。

　基準値外の場合、基準値内になるように主治医と相談して必要があれば治療を開始する。

　治療目標は全て基準値内の数値を目指す。

　カロリー制限が寿命延長に有効であると言われているが、全員一律にカロリー制限することは現実的でない（食事も毎日十分食べられない人、痩せた虚弱な栄養不足の人は対象外）。

　過食の肥満の人に当てはまることであるが、実行するためには簡単に測定できる目標値を決めなければならない。多くの家にある体重計の利用が最適でBMIを目標にすることが理に適っている。

　体の中の状況も年に1〜2回の血液、尿検査で基準値内を目標にして日常生活に気を付けて、治療に取り組む必要がある。

12時間絶食はカロリー制限を1日の中で12時間だけ行い、炭水化物が不足する状態を作り出す。

　炭水化物が不足すると肝臓で脂肪を分解してケトン体（アセトアセテート、β－ヒドロキシ酪酸、アセトン）を産生する。β－ヒドロキシ酪酸はBDNF（脳由来神経栄養因子）の産生を促進して神経細胞の生存維持、シナプス伸長促進、神経伝達物質合成促進をもたらし脳細胞の保護と機能回復からストレスのダメージや認知症を予防し、ケトン体は心臓拍動の適正と心臓保護作用（血中ケトン体は平均85μml/Lで断食回峰行の修行僧は2000〜4000μml/Lと極めて高い）もある。糖分や脂肪分をエネルギー源とするよりもケトン体のエネルギー効率が優れているために楽に心臓を動かし心臓の保護をもたらすことになる。

　炭水化物制限によるケトーシス状態をさらに促進させるために、運動と12時間絶食を組み合わせる。

　食事では、不飽和脂肪酸はオリーブオイル、アボカド、ココナッツオイルに含まれるMCTオイル（中鎖脂肪酸：Medium Chain Triglycerides　炭素数8〜12個の脂肪酸、因みに短鎖脂肪酸は炭素数6以下をいう）は消化吸収がよくケトン体生成を促進するので食事制限中やトレーニング中の最適な代替エネルギーとして利用される。旬の深緑から色鮮やかな野菜（非でんぷん質）を主として、肉、魚、鶏、などは体重kgあたり1g程度を摂取とする（体重50kgの人で50g）。

　12時間絶食により就寝前にインスリン値の上昇を抑え、インスリン抵抗性を改善させ、睡眠や免疫機能に必要なメラトニンや成長ホルモンの正常な産生により身体修復が行われる。全身の細胞でダメージを受けたタンパク質や劣化ミトコンドリアなどが融合、分裂を繰り返し細胞のアポトーシスなどにより細胞の品質管理を行い、細胞を再生させている。

　毎日の食事をバランスよく摂るために平成17年6月厚生労働省・農林水産省策定の「食事バランスガイド」が示されている。それによると、回る「コマ：独楽」がイメージされていて、食事のバランスが悪いと倒れてしまうことと「コマ」を安定させるために運動（回転）をしなければならないことを表している。

　1日摂取する料理の総量が示されて「主食」―「副菜」―「主菜」―「牛乳・乳製品」―「果物」があり、1日摂取する料理数はエネルギー必要量から決められる。1日に必要なエネルギー・栄養素量は個人により異なるが、その目安には厚生労働省が策定した「日本人の食事摂取基準」があり、エネルギー、たんぱく質、脂質、ビタミン、ミネラルなどの摂取量の基準が1日当たりの数値で示されている。

① エネルギー：推定エネルギー必要量＝基礎代謝量（kcal/日）× 身体活動レベル
　　身体活動レベルは「低いI：生活の大部分が座位で静的」、「ふつうII：座位中心だが立位で作業通勤など」、「高いIII：移動や立位の多い仕事など」の3段階に分けられ50〜69歳と70歳以上で分けられている（表3）。

② たんぱく質：50〜69歳総エネルギーの20％未満、70歳以上で25％未満

③ 総脂肪：50〜69歳総エネルギーの20〜25％未満、70歳以上で15〜25％未満

表3　日本人の食事摂取基準1日に必要なエネルギー

1日に必要なエネルギー・栄養素量は個人により異なる。

厚生労働省が策定した「日本人の食事摂取基準（2005年版）」がありエネルギー、タンパク質、脂質、ビタミン、ミエンラルなどの摂取量の基準を1日当たりの数値で示しこれらの数値は年齢区分されている。

性別	男性			女性		
身体活動レベル	I	II	III	I	II	III
50〜69歳	2,050	2,400	2,750	1,650	1,950	2,200
70歳以上	1,600	1,850	2,100	1,350	1,550	1,750

＊エネルギーの食事摂取基準：推定エネルギー必要量（単位：kcal／日）推定エネルギー必要量は「基礎代謝量（kcal／日）×身体活動レベル」で算出

　身体活動レベル（運動量）が増える程高い、身体活動レベルは「低い（I）」「ふつう（II）」、「高い（III）」の3段階に分けられる。

身体活動レベル		低い（I）	ふつう（II）	高い（III）
（Afの範囲）		（1.50：1.40〜1.60）	（1.75：1.60〜1.90）	（2.00：1.90〜2.20）
日常生活の内容		生活の大部分が座位で、静的な活動が中心の場合。	座位中心の仕事だが、職場内での移動や立位での作業・接客等、あるいは通勤・買物・家事、軽いスポーツなどいずれかを含む場合。	移動や立位の多い仕事への従事者。あるいは、スポーツなど余暇における活発な運動習慣をもっている場合。
個々の活動の分類（時間／日）	①睡眠　　　　　　　　（1.0）	8	7〜8	7
	②座位または立位の静的な活動（1.5：1.1〜1.9）	13〜14	11〜12	10
	③ゆっくりした歩行や家事など低強度の活動（2.5：2.0〜2.9）	1〜2	3	3〜4
	④長時間持続可能な運動・労働など中強度の活動（普通歩行を含む）（4.5：3.0〜5.9）	1	2	3
	⑤頻繁に休みが必要な運動・労働など高強度の活動（7.0：6.0以上）	0	0	0〜1

各身体活動レベルの1日の時間配分（15〜69歳）

Af（Activity factor）：各身体活動における単位時間当たりの強度を示す値。

身体活動の分類（Afの範囲）	身体活動の例
①睡眠　　　　　　　　（1.0）	睡眠
②座位または立位の静的な活動（1.1〜1.9）	横になる。ゆったり座る（本などを読む、書く、テレビなどを見る）。談話（立位）。料理。食事。身の回り（身支度、洗面、便所）。裁縫（縫い、ミシンかけ）。趣味・娯楽（生花、茶の湯、麻雀、楽器演奏など）。車の運転。机上事務（記帳、ワープロ、OA機器などの使用）。
③ゆっくりした歩行や家事など低強度の活動（2.0〜2.9）	電車やバスなどの乗物の中で立つ。買物や散歩などでゆっくり歩く（45m／分）。洗濯（電気洗濯機）。掃除（電気掃除機）。
④長時間持続可能な運動・労働など中強度の活動（普通歩行を含む）（4.5：3.0〜5.9）	家庭菜園作業。ゲートボール。普通歩行（71m／分）。入浴。自転車（ふつうの速さ）。子どもを背負って歩く。キャッチボール。ゴルフ。ダンス（軽い）。ハイキング（平地）。階段の昇り降り。布団の上げ下ろし。普通歩行（95m／分）。体操（ラジオ・テレビ体操程度）。
⑤頻繁に休みが必要な運動・労働など高強度の活動（7.0：6.0以上）	筋力トレーニング。エアロビックダンス（活発な）。ボートこぎ。ジョギング（120m／分）。テニス。バドミントン。バレーボール。スキー。バスケットボール。サッカー。スケート。ジョギング（160m／分）。水泳。ランニング（200m／分）。

各身体活動の活動例

④　炭水化物：総エネルギーの50〜70％未満

⑤　ビタミンC：推定平均必要量85mg／日、推奨量100mg／日

⑥　カルシウム：50〜69歳男性、女性700mg／日、70歳以上男性750mg／日、女性650mg／日

⑦　鉄：50〜69歳男性推定必要量6mg／日推奨量7.5mg／日、女性推定平均必要量月経なし5.5mg／日、月経あり9mg／日、推奨量10.5mg／日
　　70歳以上男性平均必要量5.5mg／日、推奨量6.5mg／日、女性平均必要量5mg／日、推奨量6mg／日

⑧　亜鉛：50〜69歳推定平均必要量男性8mg／日、女性6mg／日、推奨量男性9mg／日、女性7mg／日
　　70歳以上推定平均必要量男性7mg／日、女性6mg／日、推奨量男性8mg／日、女性7mg／日

⑨　ナトリウム：食塩目標量は男性10g未満、女性8g未満だが高血圧学会ガイドライン7g以下

⑩　カリウム：目安量2000mg／日、望ましい摂取量3500mg／日

⑪　その他食物繊維、ビタミンB1、ビタミンB2、ビタミンAなども重要な栄養素、十分にとる。

望ましい食生活

１．食事全体でGI値35未満になるように調理する。

　（GI値：glycemic index グリセミックインデックス　食後血糖値の上昇度を示す指標で炭水化物50g摂取時の血糖値の上昇度合いをブドウ糖100とした場合の相対値。糖質は消化されるとグルコースになり体に吸収される。最も早く血糖値が上がる最大値を100としてGI値70以上を高GI食品［せんべい、白米］、56〜59中GI食品［白パン、玄米、うどん］、GI値55以下低GI食品［全粒粉パン、そば］と分類する。GI値が高い食品摂取では急激な高血糖状態を引き起こし、インスリンが一気に大量に分泌され脂肪燃焼が止められ、脂肪が蓄積し、その結果、体脂肪が付きやすくなり肥満の原因になる。大半は野菜中心になるがオーガニック野菜で季節もの、地元野菜を選び、遺伝子組み換え野菜は選ばない。

２．果物はフルーツジュースにするより、なるべく皮付きを丸ごと食べる方がよい。
　　ベリー類、レモン、ライム、アボカド、キウイフルーツ、リンゴなど

３．体にダメージを与える食事、例えばチーズバーガー、ポテト、ソフトドリンクの組み合わせの食事は炭水化物と飽和脂肪酸を過剰に摂取し食物繊維の摂取が不十分ならば体へのダメージが大きく、心血管系疾患を増加させインスリン抵抗性が上昇して糖尿病や認知症のリスクが高くなるので、摂取を控える。

４．小麦のグルテンと乳製品のカゼインの摂取は出来るだけ避ける
正しく分解されないとグルテンはグルテオモルフィン、カゼインはカゾモルフィンに変換されてアヘンと同じような麻薬様物質に変わり、脳内物質を正しく分泌させなくしたり、腸

粘膜を傷つけてリーキーガット（腸漏れ）を引き起こし全身に慢性的炎症が発生し免疫異常の原因になる。

５．解毒効果のある植物の摂取

　　毎日の生活の中で重金属、内分泌かく乱物質、そして生物毒素などに暴露されているために、汗、尿、呼吸、便等で毒素を排出促進させてくれる解毒作用効果のある植物の摂取が必要で、コリアンダー、アブラナ科野菜（カリフラワー、ブロッコリー、キャベツ、カブ、クレソン、ワサビ、チンゲンサイ、大根など）、アボカド、ニンニク、ショウガ、レモン、グレープフルーツ、オリーブオイル、海草などがある。

６．良質な脂肪を摂取する

　　アボカド、ナッツ、シード、オリーブオイル、MCTオイル

７．魚の摂取

　　オメガ3（ω3）脂肪の供給源として養殖より毒素の少ない天然のサケ、サバ、サンマ、イワシ、ニシンなどの摂取が優れている。

　　寿命の長い口広のマグロ、メカジキなどには高濃度の水銀などが含まれている可能性があり、摂りすぎないことが大切である。

８．肉は摂りすぎないことが大切で、メインディッシュにしないこと

　　適正摂取量は体重（kg）と同じg程度を目安とする（体重50kgで50g程度）。出来れば放牧で育った牛や鶏が推奨でき、鶏卵も清掃の行き届いたストレスの無い地面の放し飼い平飼い卵がよい。

９．プロバイオティクスとプレバイオティクスの積極的摂取

　　腸まで直接届く腸内細菌（プロバイオティクス）である乳酸菌とビフィズス菌などと善玉腸内細菌の餌（プレバイオティクス）である味噌汁、酢漬け、キムチ、タマネギ、ニンニクなどを摂取する。

食事の消化吸収

　　食事は摂取しなければエネルギーや体を作る材料が入ってこなくなり生活活動が出来ず病気にかかりやすい体になるので、何をどれだけ食べるかは常に注意しなければならない。

　　食べ物は口に入れるとまず咀嚼され、唾液（1〜1.5L/日分泌）と混ざりアミラーゼの作用でデンプンが分解され、ブドウ糖、マルトース、オリゴ糖に変換され嚥下により食道を通過し胃の中に入る。胃粘膜細胞の「壁細胞」から分泌される強酸性の塩酸により膨化（内部に気体を発生させ体積を膨らませる）し、加水分解を受ける。「主細胞」から分泌されるペプシノーゲンは塩酸で活性化されてペプシンになりタンパク質を分解する。胃から幽門輪を通過し十二指腸に入り、アルカリ性の十二指腸液で脂質は鹸化（脂肪が水酸化ナトリウムや水酸化カリウムなどの塩基でグリセリンと高級脂肪酸に加水分解されること）され、さらに胆汁により乳化（混ざり合わない水と油などの液体の一方を微粒子にしたり、乳化

剤を使用して一時的に混ぜる）され、膵液のリパーゼにより脂肪酸とグリセリンに分解される。

　タンパク質は膵分泌のトリプシノーゲンが活性化されたトリプシン、キモトリプシンにペプチドまで分解され小腸に送られる。栄養素の殆どが小腸で吸収されるが、小腸粘膜は絨毛という「ひだ」に全面が覆われ、その微絨毛の細胞膜に付着する分解酵素でさらに分解される。糖質はブドウ糖、果糖、ガラクトースに分解されタンパク質はアミノ酸となりそれぞれ門脈系血管に吸収され肝臓へ至り、脂質はトリグリセリド（中性脂肪）に分解されリンパ管に吸収されて全身の細胞に届けられ、ミトコンドリアによるエネルギー産生に利用され、さらにアミノ酸はタンパク質合成に利用される。吸収されなかった残渣は腸内老廃物と大腸に送り込まれ、未消化の糖質、脂質そしてタンパク質により腸内常在菌が炭酸ガス、水素、メタンガス、インドール、スカトール、硫化水素を発生させ、便やガスとして排出する。

腸内細菌

　小腸は6〜7mの長さで表面積200㎡で、大腸は1.5mの長さで表面積は100㎡で、腸内には3万種類以上で1000兆個以上の腸内細菌が「腸内フローラ」を形成して栄養吸収、エネルギー産生、ビタミン・ホルモン産生を行っている。胃、十二指腸、空腸には腸内細菌は少なく1万個以下/g、回腸で1000万個以上/g、大腸には無酸素状態の嫌気性菌が多く1000億個以上/gが存在している。

　便は15〜72時間（平均30時間）かけてできるが、70〜80％は水分で（70％以下で硬便、80％以上で下痢便という、口から肛門まで水分は8〜10L存在している）、あとの20〜30％は食物繊維、腸内細菌（生菌・死菌1兆個/g存在し、全体で1〜1.5kgの重量）などが含まれる。

　腸には神経細胞が多数存在し、脳の指示を受けずに独自に判断する機能が備わり、セロトニン、ドーパミンの幸せホルモンを産生し、1000兆個の腸内細菌と共にヒトの心と体を動かしている。

　腸は体に必要な栄養素を吸収しているが、直接接触する毒素や病原菌などが侵入しないようにバリア、防御壁の役目も担っている。

　本来腸内フローラは生後10カ月で形成され、出産まで母体から隔離された完全無菌状態の赤ちゃんは出産時に初めて菌に接触し、母乳により善玉菌（ビフィズス菌、ラクトバチルス菌）が増え、ハイハイをするようになると周囲の物をなめて多様な菌を取り入れ、丈夫で免疫力の高い腸内フローラを形成する。潔癖過ぎない環境で長く母乳を与え、離乳食の保存料、添加物を避け抗生物質で腸内細菌を弱らせないようにすることが大切である。

　小腸の腸内細菌には善玉菌：日和見菌：悪玉菌が3：6：1の比率で存在している。小腸粘膜細胞も新陳代謝が激しく1日で細胞が入れ替わり、ガンが発生・成長することも出来

ないほど活発に活動するために病気の発生も少なくなっている。しかし腸のバリア機能が失われると多くの病気が発生する。このバリア機能の喪失の主な原因に「腸漏れ」がある。腸の粘膜の絨毛の間の粘膜細胞はきっちり隙間なく敷き詰められているが、細胞と細胞の間の隙間に緩みが生じてそこから毒素、細菌、ウイルス、生きた腸内細菌、カビ、未消化物質、乳製品のカゼイン、タマゴなどのアレルギーの原因になるタンパク質、小麦のグルテンなどが直接毛細血管に入り込み、その侵入者に対して免疫システムが作動して炎症を発生させて動脈硬化の悪化に伴う脳梗塞、脳出血、心筋梗塞、糖尿病増悪、血液脳関門（BBB：blood brain barrier）を突破して脳内炎症による認知症、自閉症、ADHDなどを引き起こしている。

「腸漏れ」を引き起こす原因

① 過剰な潔癖：抗菌グッズ・除菌スプレーの使用。加工食品・添加物食品の過剰摂取などによる腸内細菌へのダメージ。

② 残留農薬野菜、遺伝子組み換え食品の摂取：残留農薬で活性酸素が増加して腸内細菌へダメージを与える。

③ 薬剤の服用（抗生物質、鎮痛剤、ステロイド、制酸剤など）：腸内細菌が減少し腸粘膜を傷害する。

④ 活性酸素によるダメージ：紫外線、放射線、排気ガス、喫煙、大気汚染物質、トランス脂肪酸、添加物、残留農薬などにより活性酸素が多く産生される。

⑤ 慢性的ストレス、不規則生活：腸の血流低下や蠕動運動不全により腸の活動が低下する。

⑥ 糖質過剰、食物繊維過少摂取：菓子、パン、おにぎりだけの偏食で腸内細菌が減少する。

⑦ グルテン摂取：グルテンは小麦、大麦、ライ麦などの麦類のタンパク質で食物アレルギーの原因となる。パン、ピザ、ケーキ、パスタ、ハム・ソーセージ・かまぼこなどの加工食品に含まれて、腸の健康障害を起こしている。

グルテンが健康を害する理由

・小麦のでんぷん質のアミロペクチンAは消化されると急速に分解されてブドウ糖になり、急激な血糖値の上昇が見られインスリンが大量に分泌され、その結果低血糖を招くなど血糖値の変動の激しい生活習慣で生活習慣病のリスクが高まる。

・グルテンへの依存性が見られ、グルテンが腸内に吸収される際に神経毒性が発生し、脳の神経伝達障害が出現する。

・グルテンによる免疫異常は、腸粘膜細胞間隙から毛細血管内に侵入したグルテンタンパク質がヒトのタンパク質に類似していて、免疫システムは自分の組織を攻撃するよ

うになる自己免疫疾患を引き起こす。
・グルテンは腸漏れを増悪させる。

「腸漏れ」の治療

　腸内細菌を増やし腸内細菌フローラの働きを高め、腸粘膜バリア機能を高め、そして全身の炎症抑制が必要である。
　藤田紘一郎氏［1］によると、腸を蘇らせるスーパーヒーローの短鎖脂肪酸は酢酸、酪酸、プロピオン酸などの有機脂肪酸の総称で、腸内で腸内細菌が食物繊維やオリゴ糖などを餌として食べ発酵する際に生成されるが、善玉菌が増加、腸内フローラの機能亢進がもたらされ免疫の維持と腸粘膜ムチン分泌の増加、腸粘膜バリアー機能の回復、制御T細胞が活性化され全身の炎症が抑制される。
　短鎖脂肪酸を増やす方法は水溶性食物繊維と酢を組み合わせて摂取することである。
　食物繊維には不溶性と水溶性があり、不溶性は腸の蠕動運動を刺激し便の量を増やす。水溶性は腸内の食物を包み込み余分なコレステロール、糖分、塩分の体内吸収を抑制する。さらに醗酵性があり善玉菌の餌になり腸内環境が整うことになる。

水溶性食物繊維を多く含む食品
　海藻：コンブ、ワカメ、メカブ、モズク、ヒジキ
　きのこ類：椎茸、ナメコ、エノキ、シメジ、エリンギ
　野菜類：ゴボウ、キャベツ、オクラ、山芋、納豆、モロヘイヤ、切り干し大根、寒天など
　果物類：アボカド、イチジク、プルーンなど
　これらの摂取により腸内で長く短鎖脂肪酸を出し続け、酢は短鎖脂肪酸そのもので直接作用する。

睡眠

　夜暗くなると生理的な睡眠をもたらすように松果体から睡眠ホルモンのメラトニンが分泌されて脈拍、体温、血圧を下げて睡眠の準備から徐々に睡眠に向かわせる効果がある。メラトニンは強い光では生産が停止されるが強力な抗酸化力と抗老化作用があり、アンチエイジングの薬として広く用いられ、脳の老化防止にも期待されるホルモンである。
　体には概日リズム（サーカディアンリズム）のリズム信号を発信するマスター時計が視床下部の視交叉上核に存在する。約2万個の神経細胞で構成され、目から直接届く明るさを視覚として与える目の奥の桿体細胞と錐体細胞のほかに、周囲の明るさに反応する細胞が存在していて、そこからの刺激を24時間周期のメトロノームとして使用している。マスター時計の神経細胞では遺伝子の中でリズムに関するタンパク質の合成・結合・分解を24

時間周期で繰り返す遺伝子活動から体内時計の概日リズム信号が発信されている。

　メラトニンは血流にのりマスター時計の時刻情報を組織に伝達する役目を果たし、睡眠誘導などの概日リズムを生み出している。

　規則正しい生活でメラトニンの分泌の時間と量は調節され、体内時計、生活のリズムが影響を受けることになる。メラトニンは1〜5歳の幼児期に多く分泌され、年齢と共に減少し、それに伴い睡眠時間が短くなっていくが、メラトニンは血液脳関門を通り抜け全身に抗酸化作用を発揮している［2］。

　脳の機能を健常に保つためには1日7〜8時間の睡眠は必要である。

　睡眠障害の原因としてはホルモンバランスの乱れ（閉経などによるプロゲステロンの減少）、うつ病、ストレス、睡眠時無呼吸症候群、胃食道逆流症などがある。

- 心の問題が解消せず、一つのことにこだわり眠れない場合は就寝時にセロトニンの前駆体である必須アミノ酸のトリプトファン500mgを服用すると神経伝達物資のセロトニンを経て睡眠ホルモンのメラトニンが作られ解消される。
- 抗うつ薬のSSRI選択的セロトニン再取り込み阻害薬は発熱、下痢、発汗、興奮などのセロトニン症候群を発症させるので服用は控える。
- プロゲステロン減少で不安や頭がすっきりしない「頭のもや」、不眠の場合、プロゲステロン100mgを就寝前に服用すると解消される。
- 男性のテストステロン低下で認知機能低下の危険性あり。テストステロン値基準値内を保つ必要がある。
- 胃食道逆流症はなるべくプロトンポンプ阻害薬は避けて消化酵素の服用とする。胃酸低下は亜鉛、ビタミンB12、マグネシウムなどの吸収障害を起こす。胃酸による食道括約筋の逆流防止機構を阻害させる可能性がある。
- 睡眠薬はなるべく頼らず眠る工夫が必要。

良質の睡眠をとるための工夫

- 部屋の窓にカーテンを閉め暗くして、ブルーライトを避ける。
- 静かな環境を作る、テレビは寝室には置かない、電子機器は電源を切る。
- 寝る前はくつろぎリラックスし、瞑想、リラクゼーションを規則的に行う。
- 22時頃（0時前）には就寝する、毎日同じ朝の時間に起床する。
- 就寝前には運動はしない、運動は日中に行う。
- コーヒー、紅茶、緑茶などカフェインは半減期8時間以上かかるので、14時以降は飲まない。
- トリプトファンは必須アミノ酸でセロトニンがつくられ、さらにメラトニンがつくられる良い睡眠の栄養素であり、カツオ、マグロ、牛もも肉、タマゴ、木綿豆腐、チーズ、牛乳に多く含まれる。

・酒は適量までで就寝3時間前までには止めること。
・夕食は軽めに毎日同じ時間に済ます。
・昼寝は避ける。

参考文献

［1］藤田紘一郎『「腸漏れ」があなたを壊す！』永岡書店、2017
［2］ダニエル・M・デイヴィス著、久保尚子訳『美しき免疫の力』NHK出版、205－219、2018

おわりに

　「元気で幸せな健康寿命100歳以上の体つくり」の幸せとはどのようなものか。確かに日常的に一時的な幸福感を感じることは多々あるが、むしろ多くは相対的に幸福感を感じるもので、例えば病床に伏せた時に頭に思い描くのは「いつもの何気ない普段通りの日常生活」がなんと幸せに満ち溢れ輝いて見えることか、そして又同じいつも通りの日常にもどれるならば最も幸せと気が付くのである。いつもの日常の生活を続けながら、いつもと何も変わらぬまま元気に人生を終えることが出来るならば最高の幸せである。

　健康を維持するために栄養に気を付けたバランスのいい食事と運動を欠かさずにすること、これが基本であるが、年齢と共に低下して行く筋力、体力そして気力をどのように保ち続けるかが問題となる。

　しかしいま世界中に治療法のない新型コロナウイルスとその変異種が蔓延し、2021年4月に入って世界の感染者数は1.3億人を、そして死者数も290万人を超える勢いである。ここまで世界の人々は治療法もなく素手で戦うことを強いられ、ワクチンにより抵抗力をつけるという一縷（いちる）の望みで毎日を耐えて生活を続けている。しかし人類はこれまでに多くの危機を乗り越えてきて今があるように、越えられない試練は無いと心に呟（つぶや）き、ヒトの持つ精確で緻密で美しいまでの「免疫」の力を感じて、そして信じて、一人一人が自分の力で切り抜けて行かなければならないのである。

　世界の国々は今まさに試されている。各国はこれまで軍事力で競い合い拡大し続けているが、経済力、医療・介護、教育、研究、健康・衛生、環境などの決して軍事力でないGDPでもない「総合力」が試されているのである。日本国内ではマスク、消毒薬、防護のガウンなどが不足したり、国産ワクチンも未だ聞こえてこない「総合力」は、残念ながら高くはないことをまざまざと見せつけられたようだ。これで万が一世界の食料不足が同時に発生し食料の輸入もままならなければ大混乱になることは必至であり、ワクチンも他国頼みで輸出が止められれば一縷の望みも絶たれ一大事になる。普段からこれらは想定内のこととして国難の備えが必要であり、そして急務であることは我々国民の一人一人が認識し行動を取る必要がある。

　自分の身は自分で守るということは分かっていたことではあったが、今まさに突き付けられている「未知なるウイルスと戦う体つくり」と「健康寿命100歳以上の体つくり」は同じ強健な（robust）体つくりであるから、毎日地道に生活習慣として努力し続けなければならない。

　目標に向かって持続的に努力を重ね続けるためには、その推進力、モチベーションが必要であるが、これを車にたとえれば単一エンジンではなく複数のハイブリッドエンジンを利用するということになる。つまり「危機意識（自助）エンジン」と「幸せ（共助）エンジン」と「公的（公助）エンジン」の三つのエンジンの組み合わせを推進力にして目標を

達成させなければならない。

　「危機意識エンジン」とは恐れ、不安、危機感を抱くことで、例えば自分が生活習慣病から脳梗塞で歩行困難、寝たきりになり、認知症で多くの人の手を煩わせることになるのではないか、寝たきりになればその後自分がどうなるのだろうかなどと想像し、そのようにはなりたくないという強い思いや、新型コロナウイルスに感染するのではないかという不安や恐怖感などが「危機意識（自助）エンジン」を始動させて目標に向かう強力な推進力になる。

　しかし危機意識だけではやる気、モチベーションをいつまでも持続維持させることは困難なために「危機意識エンジン」とは別のエンジンの「幸せ（共助）エンジン」の力が必要になる。強健な体を作り、ボランティアなどで社会貢献をしたり人に親切にして感謝されれば自分も満足感が得られ、みんなが幸せなら自分も幸せになれるという助け合いと共生の精神により、静かでいつまでも続く力強い幸せな推進力が得られる。そして「幸せエンジン」を補助するために脳内の報酬系を刺激する必要がある。人は何かを達成したり褒められたりすれば嬉しさや心地よさが得られる脳内の「ドーパミン」という快楽物質が分泌され、さらに物事を遂行させようとする意欲を湧き立たせるものである。そこで「公的エンジン」の出番となる。国の掲げる国土強靭化政策の中に是非とも「日本人の強靭な体つくり」の項目を追加してほしい。BMIや尿・血液検査値の基準値内の維持、1日1万歩のウォーキングの継続、1年間病気をしなかったことなどに対してポイント（税金など公的支払いに使えるポイントなど）や商品券などで報いてやる気を起こさせる役目の「公的エンジン」である。これら三つのエンジンの力でモチベーションを上げていつまでも持続させ「新型コロナウイルスを乗り越える健康寿命100歳以上の体つくり」という目標を達成できるならば、国の総合力は上がり、まさに強靭な国土つくりとなる。しかし我々は「公的エンジン」が得られなくても「危機意識（自助）エンジン」と「幸せ（公助）エンジン」の二つのエンジンだけででも突き進むしかない。時間的猶予はない。新型コロナウイルスと戦い1年が経過し、姿を変異させ更なる猛威をふるい戦いを挑まれている。正しく恐れることを忘れかけ緊張感が緩みかけてきた今初心に戻り、精神・神経を研ぎ澄ましウイルスの動きを感じ取り、想像力を駆使しウイルスの攻撃を回避しながら日常生活を送らなければならない。日常生活で健康に影響を及ぼす事柄として、健康寿命を延ばすために日常生活で最も強い影響を及ぼす生活習慣とは、

　　5位「肥満を予防する」

　　4位「運動をする」

　　3位「酒を飲みすぎない」

　　2位「禁煙をする」

　　1位は「人とのつながりがある」

　とロンドン大学のアンドリュー・ステップ教授らは述べているが、人とのつながりとは週一回以上家族以外の人と会う程度の事であるが、人とのつながりが少なくなると体の炎

症が強くなり心臓、血圧、ホルモンなど体に悪影響が及び死亡する確率が高くなる。さらに孤独になると心臓病と脳卒中の発症が3倍も高くなるために人とのつながりが大切であるとしている。さらにカルフォルニア大学のスティーブ・コール教授は身体の炎症を抑える遺伝子Bach2（BTB and CNC homology2：自己免疫を制限するヘルパー T細胞を調節する因子で抗炎症作用を持つ）をコントロールしているのが「人に親切にする」という日常の行動であると述べている。「自分が嬉しいことをする」と「世の中に役に立つことをする」では炎症は抑えられなかったとしている。体の炎症が抑えられれば動脈硬化、筋線維萎縮、アルツハイマー型認知症によりフレイルがもたらされ寝たきりになることが予防され、死亡率が下がることになる。寝たきりになる危険性は「人とのつながりがなく運動をしない人」に最も高く、「人とのつながりがなく運動だけする人」から「人とのつながりがあり運動しない人」、「人とのつながりがあり運動をする人」と低くなっていく。従ってグループで運動を行うことは健康を維持し介護予防の効果が最も高いと言える。

　「人に親切な行い」を1日3回行うと、体の炎症を促す遺伝子BACH2を抑制することが出来て、生活習慣による肥満がもたらす生活習慣病を改善させると健康や寿命延長について言及してきたが、このように人とのつながりは長生きに強い影響を及ぼすことが考えられる。

　人とのつながりとは「マンズロー欲求」の5段階説の社会的欲求にあたる。

「マンズロー欲求」のピラミッド状の5段階説

- 最下位の「生理的欲求」：生きて行くための基本的で本能的な食べたい、飲みたい、寝たいなどの欲求
- その上に「安全欲求」：危機を回避して健康で雨風をしのぎ、安全安心な暮らしがしたいという欲求
- さらにその上の「社会的欲求」：帰属欲求で孤独感や社会的不安を抱き、仲間が欲しい、集団に属したいとする欲求
- さらにその上に「尊厳欲求」：他人から認めてもらいたい、尊敬されたいとする欲求
- そして最上階に「自己実現欲求」：自分の能力を引き出し創造的活動がしたいとする欲求

下の階層の欲求が満たされると次の上階層の欲求を満たそうとするようになる。

　人とのつながりの社会的欲求は人の基本的欲求であるから、きちんと満たされるべき欲求である。

　健康寿命100歳の体つくりには、人とのつながりを持ち社会的欲求を満たすことが必要である。しかし今は新型コロナウイルス感染対策として人との接触が最も危険とされ、人とのつながりの社会的欲求である人の基本的欲求を満たすことの出来ない異常事態である。

　健康寿命100歳を目標にいつまでも自立した生活を送るならば、ゆったりと幸せを感じ

られる生活でなければならない。幸せについて幸福学の前野隆司慶應大学教授は、人の幸福は4つの要素で決まるとしている。

① 自己実現と成長因子：夢や目標を持ち個性を生かし自分らしく実現しようと努力し成長して行く「やってみよう！」の自己実現と成長の幸福感の高揚である。

② つながりと感謝因子：人は社会的生き物、他人や社会とのつながりを持ち一緒に楽しんだり愛情に満たされて人に喜ばれたり親切にする「ありがとう！」のつながりと感謝の幸福感である。

③ 前向きと楽観因子：自己肯定のポジティブ思考に意識を変え、生まれ変わり幸せを感じる「何とかなる！」の前向き楽観による幸福感である。

④ 独立とマイペース因子：他人と比較せず今の自分で自分らしくやっていける人は「あなたらしく！」と幸せを感じることが出来る。

「つながりと感謝」「自己実現と成長」「独立とマイペース」「前向きと楽観」。この4つの要素をまとめて幸せになる呪文「ありがとう！」「やってみよう！」「私らしく！」「なんとかなる！」を唱え、ありがとうの感謝の気持ちで、他人に親切にし、社会の為に貢献し、自分らしく、自分の好きなことをして人生を生きる、ハイブリッドエンジンを思い切りふかして、

「新型コロナウイルスに負けない元気で幸せな健康寿命100歳以上の体つくり」
を達成すること、なんとかなる！
未知なる巨大な難敵に意識を集中させて、そして勇気をふりしぼり
いざ戦いに挑む！

　長生きをするためには栄養の摂り方や運動が最も大切であるとそれまでは思い込んでいたが、ある日突然、もっと大事なことがある、それは「人に親切にすること」、「人の為になることをやってあげること」であるという衝撃的な内容であった。私がただ知らなかっただけかもしれないが、それ以来「何故人に親切にすると長生きできるのか」は謎のままであるが、答え探しの旅は今もそしてこれからも続く……。

　私がこれまでに10年近くおこなってきた他人にはあまりお勧めできない私流の健康寿命100歳以上の体つくりがあるが、その実践の詳細について、私流の新型コロナウイルス対策などについては続編を準備中である。

　これまで一方的に肥満や過食の立場から長生きについて述べてきたが、日本人の食事摂取基準1日に必要なエネルギー・栄養素量を十分に摂取できていない人達については積極的に摂取しなければ長生きは望めないどころか健康を害して病気になる危険性が考えられる。世界中で新型コロナウイルス感染の犠牲になった多くの方々にエネルギー・栄養不足があったと考えられるところであるが、日本国に住む人達全員が「元気で幸せな健康寿命100歳以上」を目指せるように、著者である私がこれらのエネルギー・栄養不足の人達の為に何らかの形で貢献しなければ主張は半減してしまうことになる。そこで、エネルギー・

栄養が不足する人達の為に全世代（子供、大人、お年寄り全て）にわたり無料で提供できる食堂・喫茶店・サロンのような施設、そこでは必要エネルギー・栄養素を補給し、子供は勉強を教わり、皆で安心して談笑し、一時の団欒を過ごすことが出来る。このような施設が日本国中にできることを願ってやまない。夢のような話ではあるが、私の人生の最後の仕事として、ライフワークとして貢献（本が売れて売り上げがあればそれを充てる）することにより、私自身が「元気で幸せな健康寿命100歳以上」を目指すこととする。

謝辞

　私を誕生させ育ててくれた父：武勝と母：タケ子、そして成長に温かく見守り関わってくれた長男：寛泰、次男：隆裕、長女：順子、次女：公子の遥か遠い昔の7人の家族達、それから過去の教師・先輩（学校、医学・医療・外科の手術：13時間の休憩なしの手術にも耐えられる忍耐力を授かったなどの）・友人達、そして妻、長女、次女、長男の家族に新しく加わった長女の夫、新しく誕生した長男の子と次男、そして今はすべて安らかに眠るゴールデン・レトリバーのパタ、黒柴犬のクロ、シェパードのルイとトイプードルのモカたち、さらに私の周りにいて支えてくれていた多くの親戚の人々、仕事にかかわる業者や職員の方々、よく通院していただく多くの患者さん達、西東京ケアセンター施設長、事務長、看護部長、その他の職員の方々、友田クリニックの職員の方々、そして多くの貴重な資料・知識をご教示くださった書籍・文献の著者の方々など、とても挙げきれない大勢の人たちに支えられ、さらに東京図書出版の出版業務に携わっていただいた多くの皆様のおかげでこの度の『みんなでめざす　元気で幸せ健康100年』を出版する運びとなりましたことを、心より深く感謝申し上げます。

武正　寛隆（たけまさ　ひろたか）

昭和49年　群馬大学医学部卒業
　　　　　　群馬大学医学部附属病院第二外科入局
　　59年　医学博士号取得
　　　　　　群馬大学医学部附属病院第二外科助手
　　　　　　消化器外科、がん治療、免疫療法などを専門
　　　　　　とする
平成2年　群馬大学医学部附属病院第二外科学部内講師
　　　3年　腹腔鏡下胆のう摘出術研修（米国アトランタ）
　　　3年　クリニック開業：医療最前線で地域医療に携
　　　　　　わる
　　　5年　日本医師会認定産業医
　　11年　介護支援専門員資格取得
　　14年　介護保険審査委員（〜22年）
　　18年　日本癌治療学会がん治療認定医
　　29年　日本外科学会認定登録医（〜2021）

所属学会
　日本外科学会、日本癌学会、日本癌治療学会、日本消
化器外科学会、その他
今後の予定
　健康100年塾（クリニック）開設
　元気で幸せ健康100年をみんなでめざす

みんなでめざす　元気で幸せ健康100年

2021年12月28日　初版第1刷発行

著　者　武正寛隆
発行者　中田典昭
発行所　東京図書出版
発行発売　株式会社 リフレ出版
　　　　　〒113-0021　東京都文京区本駒込 3-10-4
　　　　　電話 (03)3823-9171　FAX 0120-41-8080
印　刷　株式会社 ブレイン

© Hirotaka Takemasa
ISBN978-4-86641-451-5 C0047
Printed in Japan 2021